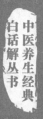

中医养生经典
白话解丛书

U0235401

总主编 郑洪

中医养生经典白话解丛书

《黄帝内经》养生名篇

白话解

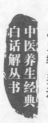

主编 古继红

编委 宋一男 黄剑锋
郭洁颖 吴俊颖
林潼

人民卫生出版社

北京·

图书在版编目（CIP）数据

《黄帝内经》养生名篇白话解 / 古继红主编 . —北京：人民卫生出版社，2022.3

（中医养生经典白话解丛书）

ISBN 978-7-117-32859-3

Ⅰ . ①黄…　Ⅱ . ①古…　Ⅲ . ①《内经》– 养生（中医）　Ⅳ . ①R221

中国版本图书馆 CIP 数据核字（2022）第 021706 号

| 人卫智网 | www.ipmph.com | 医学教育、学术、考试、健康，购书智慧智能综合服务平台 |
| 人卫官网 | www.pmph.com | 人卫官方资讯发布平台 |

中医养生经典白话解丛书

**《黄帝内经》养生名篇白话解**

Zhongyi Yangsheng Jingdian Baihuajie Congshu

《Huangdi Neijing》Yangsheng Mingpian Baihuajie

主　　编：古继红
出版发行：人民卫生出版社（中继线 010-59780011）
地　　址：北京市朝阳区潘家园南里 19 号
邮　　编：100021
E - mail：pmph @ pmph.com
购书热线：010-59787592　010-59787584　010-65264830
印　　刷：廊坊一二〇六印刷厂
经　　销：新华书店
开　　本：710×1000　1/16　印张：17
字　　数：253 千字
版　　次：2022 年 3 月第 1 版
印　　次：2022 年 3 月第 1 次印刷
标准书号：ISBN 978-7-117-32859-3
定　　价：66.00 元

打击盗版举报电话：**010-59787491**　**E-mail：WQ @ pmph.com**
质量问题联系电话：**010-59787234**　**E-mail：zhiliang @ pmph.com**

中医养生经典白话解丛书

编委会

总主编：郑洪

编委：卢银兰　高日阳　邓翀
　　　李计筹　郭强　古继红
　　　罗倩　李筱蓉　舒海涛
　　　林美珍　赵菲　潘盈锦

# 序 言

中医养生是具有中国特色的保健方式,是中国优秀传统文化的组成部分。当前人民生活水平不断提高,健康和保健备受关注,养生在卫生健康事业中的作用受到越来越多的重视。《"健康中国 2030"规划纲要》提出"发展中医养生保健治未病服务",要求大力传播中医药知识和易于掌握的养生保健技术方法,加强中医药非物质文化遗产的保护和传承运用,实现中医药健康养生文化创造性转化、创新性发展。这意味着养生文化的普及和推广已成为国家战略的一个组成部分。

要实现中医药健康养生文化的"双创",首先要继承好前人的优秀思想与实践经验。中医药健康养生文化源远流长,古代养生名家与名著众多,是非常珍贵的文化遗产,有待研究与挖掘。广大人民群众也迫切希望学习和实践传统养生经验精华。但由于古代养生著作均用文言文写成,不便于普通读者阅读。其中一些养生古籍名著虽然有现代学者的点校本和整理本,仍显得过于艰深。有鉴于此,本丛书编委会意图精选古代中医养生的经典名著与名篇,加以白话译解,为大众提供一套以古代经典为依托的通俗性养生读本,使普通读者能更好地认识中华民族的健康理念与养生智慧。

本丛书精选了 8 种最具代表性的中医养生经典,从普及的角度进行白话译解。包括《〈黄帝内经〉养生名篇白话解》《〈千金方〉养生名篇白话解》《〈寿亲养老新书〉白话解》《〈东坡养生集〉白话解》《〈饮膳正要〉白话解》《〈遵生八笺〉养生名篇白话解》《〈老老恒言〉白话解》《〈抱朴子〉养生名篇白话解》》8 种。这 8 种著作的成书时间涵盖了从秦汉到明清,内容在养生学术方面也最具代表性。通览本丛书,对中医药健康养生文化可以有较系统全面地了解。

本丛书中的著作,有的并不是专门的养生著作。像《黄帝内经》《千金方》有大量医学内容,《抱朴子》有大量道教内容,《东坡养生集》《遵生八笺》中有不少与养生关系不大的篇章。因本丛书旨在普及养生文化,故在编撰时作了甄选,具体情况在各分册中已有说明。此外,古代养生著作难免会有不符合现代价值精神的内容,为尽量保持原貌,只删去个别明显不妥的篇章,大部分原文仍然保留。读者们在阅读时应注意批评性地继承。

本丛书的译解,注意吸收学术界对相关著作的研究成果,力求准确理解与通俗表达,体现学术性与普及性的统一。但由于水平有限,一定还存在不足之处,诚望批评指正。

《中医养生经典白话解丛书》编委会

2021 年 12 月

随着社会的发展和科技的进步,现代人的生活方式发生了很大的改变,具体表现在衣食住行等生活条件,生活节奏及心理情感,健康意识与医疗行为等方面的变化,因而对养生也提出了更高的要求。成书于2000多年前的《黄帝内经》(以下简称《内经》)是我国现存最早的医学典籍,包括《素问》和《灵枢》两部分,各81篇。《内经》不仅奠定了中医基础理论的框架,为中医临床各科疾病的诊治提供理论指导,还蕴含了丰富的养生思想,其记载的养生原则和养生方法,具有鲜明的中医特色,至今仍有实用价值。

生长壮老已是生命的必然过程,《内经》系统而深入地诠释了这一生命规律,对生命及疾病的认识,体现了一种全方位的"自然－生物－心理－社会"的综合医学模式。因此在现今全民养生的热潮中,重新审视《内经》的生命观,对指导人们积极有效地养生有一定的指导意义。

### 一、《内经》的生命观

《内经》认为新生命的形成,有一定的物质基础,"人始生,先成精"。并在《素问·上古天真论》中提出男子以8岁、女子以7岁为一个生理阶段的递变规律,论述了人生命历程各阶段的生理变化特点及外貌特征的变化,在性别上的生理、病理差异。这种女性以七、男性以八为生长发育的基数的观点,源于古代医家对人体生长发育及生殖规律的实际观察总结,基本符合各自的生长发育及生殖规律。

衰老是各种内外因素综合作用的结果。《内经》中没有明确提出衰老的概念,但已认识到衰老是随年龄增长,到成熟期以后出现的生理性退化,是不可避免的客观过程。《素问·上古天真论》中指出,有人"春秋皆度百岁,而动作不衰",而另一些人"年半百而动作皆衰",就是养生不当所致。该篇通过古今不同养生方法和后果的对照,讨论了影响健康长寿的各种因素,如情志过激、饮食不节、劳逸失常等均可加快人体的衰老。可见,尽管衰老不可抗拒,但由于养生方法不同,人类衰老的过程有很大区别。

自然界为人类提供了赖以生存的基本条件。《内经》认为"人以天地之气生,四时之法成",强调天地合气是自然界万物产生的基本条件,也是生命形成的自然因素,人依赖自然而生存。因而《内经》认识生命规律,既关注人类自身,也重视人类生存时空的大环境,这一整体恒动的自然观贯穿中医学的全部内容,指导着中医养生和治病。

## 二、《内经》的疾病观

《内经》的疾病观建立在对生命规律认识的基础上,认为"生病起于过用"。一方面,生活环境及人类自身行为的改变可以导致疾病产生。《灵枢·顺气一日分为四时》对这一观点有精辟的论述"百病之所始生者,必起于燥湿寒暑风雨,阴阳喜怒,饮食居处"。风寒暑湿燥火六气和四时是在天地阴阳作用下形成的气候变化,孕育着天地间万物的生长收藏规律,也是人类生存的物质条件。精神情志是生命活动的正常表现之一,饮食五味是维持人体生命活动的后天之本,劳动是人类进化的手段,可见六气、情志、饮食等都是与人类生存、生活相关的各个方面。四时六气的太过与不及,则成为六淫病因。情志、饮食、劳倦、起居等超越人体正常范围,可使脏腑发生损伤,生理功能、心理活动遭受破坏,成为内伤致病因素,导致疾病的产生。

另一方面,"正气存内,邪不可干",强调人体正气的强弱对发病的影响。《内经》提出"勇者气行则已,怯者则著而为病也",说明疾病的发生与个体体质与先天禀赋密切相关。

因此《内经》认为预防疾病必须顺应自然规律,调节情志及生活起居等各个方面,并在此基础上形成了独特的养生理论。

## 三、《内经》养生学说的指导思想——顺应自然

养生理论是《内经》理论体系的一个重要组成部分。《内经》不仅有专论养生的篇章,如《上古天真论》《四气调神大论》《天年》等,其他各篇之中也散见有诸多关于养生的内容。综观《内经》关于养生的论述,根本的指导思想在于"法于阴阳"。因为"阴阳者,天地之道也,万物之纲纪,变化之父母,生杀之本始,神明之府也"。《素问·宝命全形论》中有云:"天地合气,命之曰人。"张景岳解释说:"天,阳也;地,阴也;阴精阳

气,合而成人。"可见《内经》认为人是由自然界天地阴阳二气交感滋生而成,人的生命与自然界息息相通,在此基础上提出了"生气通天"的观点,指出养生的根本在于顺应自然。

人类在漫长的进化过程中,形成了与四时气候、昼夜变化相应的生理节律。有了四时阴阳之气的消长转化,才有生长化收藏的生命节律及生长壮老已的生命过程。如果不顺应四时变化,就会使人的生理节律遭到破坏,削弱人体的正气,招致外邪入侵。所以《素问·四气调神大论》中说:"夫四时阴阳者,万物之根本也。所以圣人春夏养阳,秋冬养阴……逆之则灾害生,从之则苛疾不起。"强调要适应自然变化,避免外邪侵袭。《灵枢·本神》也提出了"顺四时而适寒暑",就是强调顺应自然的重要性。

### 四、《内经》的养生原则和方法

《内经》认为,养生只有达到神与形俱,才能却老全形。由于"生气通天","天地之大纪,人神之通应",因此不管养形还是养神,《内经》都以"顺应自然"为原则,并提出了诸多行之有效的养生方法。

#### （一）养形方法

1. 顺应四时,起居有常

《灵枢·本神》中指出"智者之养生也,必顺四时而适寒暑",告诫人们要顺应四时,根据气候变化来调节阴阳。《灵枢·顺气一日分为四时》也提出"春生夏长,秋收冬藏,是气之常也,人亦应之"。《素问·四气调神大论》则提出了顺应四时调节阴阳的总原则,即"春夏养阳,秋冬养阴",并具体阐述了养生的方法。如春夏二季阳气主令,所以春季起居应该晚睡早起,夏季晚睡早起,使人体的阳气得生得长;秋冬二季阴气主令,秋季应早睡早起,冬季早睡晚起,注意避寒,使人体阳气得收得藏。至于外来的致病因素,《素问·上古天真论》明确指出了"虚邪贼风,避之有时"的观点,《灵枢·岁露论》也指出易为"贼风所伤"的"乘年之衰,逢月之空,失时之和"三时,须及时避开。

《内经》"起居有常"的养生方法,就是告诫人们顺从生命节律,建立良好的生活方式,维持机体生理功能的协调统一,保证身体健康。

## 2. 谨和五味，长有天命

《内经》主张"五谷为养，五果为助，五畜为益，五菜为充，气味合而服之，以补精益气"。当今社会由于饮食不当、营养过剩所致的肥胖症、高血糖、高血脂等疾病呈不断上升的发病趋势，表明我们在合理饮食方面还存在一定误区。《素问·生气通天论》认为五味可以滋养五脏，也可能损害五脏，并且论述了饮食五味偏嗜伤人的病理和证候，如过食酸味，不仅损害肝，还会导致脾气的损伤。《素问·宣明五气》对饮食五味所禁有详尽的描述，"五味所禁，辛走气，气病无多食辛；……酸走筋，筋病无多食酸"。《内经》还讨论了五味各走其所喜及五味相胜的规律，这种"五味入五脏理论"为后世药物归经理论的提出奠定了基础，也是后世中医饮食养生的理论渊源。

此外，《内经》其他篇章也提出饮食要有节制，宜清淡，如不注意饮食调摄，则"饮食自倍，肠胃乃伤""高梁之变，足生大丁"。《素问·上古天真论》则明确指出"以酒为浆""醉以入房"为养生之大忌，因此应该"谨和五味"，才能"长有天命"。

## 3. 劳逸适度，积精全神

劳倦也是最常见的致病原因，包括形劳、神劳和房劳。《素问·宣明五气》对"劳"的病机进行了阐述，"久视伤血，久卧伤气，久坐伤肉，久立伤骨，久行伤筋"。久行、久视、久卧等皆劳逸失调或动体、动脑不当，日久损伤气血形体及内脏。现代社会常见的肥胖症发病原因虽然大多与营养不当有关，但也包括劳逸失调、体力活动过少等原因。房劳能够耗伤肾精，"精者，身之本也"，肾藏先天之精，依靠后天滋养补充，与人体生长壮老关系至为密切，所以说饮食男女，贵在节而有度。

## （二）养神方法

"人有五脏化五气，以生喜怒悲忧恐"。如果情绪变化太过或不及，超过人体的常度，则成为一种致病因素，导致躯体病变。《灵枢·百病始生》就有类似的论述"喜怒不节则伤脏"。《素问·举痛论》等篇章则详细描述了"喜则气缓""喜伤心"……"悲则气消""忧伤肺"；"恐则气下""恐伤肾"等的病机及证候。关于精神调摄，《素问·上古天真论》有非常精辟的论述，"恬惔虚无，真气从之，精神内守，病安从来"。认为人应保持心境的平和，不要为外物所累。将恬淡虚无、志闲少欲作为性情调和的关键。

另外"四气调神，形神共养"也是重要的调神方法。阴阳四时的交替变化，对人的心理及精神活动都会产生影响。《素问·四气调神大论》强调顺时调神，并提出了具体方法，"春三月……以使志生，生而勿杀，予而勿夺，赏而勿罚，……冬三月……使志若伏若匿，若有私意，若已有得……"以顺应"春生夏长，秋收冬藏"和阴阳消长的自然规律。正如《素问·生气通天论》所言"苍天之气，清净则志意治，顺之则阳气固，虽有贼邪，弗能害也，此因时之序。故圣人传精神，服天气，而通神明"。

总之，《内经》从天人相应的角度出发，指出养生的根本原则在于顺应自然，强调自身与自然、社会的统一，高度重视精神情志的自我调节。

《内经》还明确地提出了"治未病"的思想，强调"治未病"包括未病先防、既病防变、瘥后防复三个不同层次。正因为如此，本书对《内经》中关于养生的内容进行原文翻译时，所选篇章涉及面就不仅仅局限于养生的内容，更多的原文包括《内经》对生命和疾病的认识，导致疾病发生的原因，防治疾病的原则等。希望通过对这些原文的阅读，真正了解《内经》关于养生的实质内涵，认识到《内经》的养生方法不完全是依靠食用某种药物，进行某种运动，而是一项关乎自然、社会、人体自身的系统工程，是一种科学的生活方式。尽管经历了二千多年，但它的基本内涵并没有完全改变，因此对当今重视养生，保证形神健全，享受自然赋予的寿命有一定的积极意义。

编者

2021 年 8 月

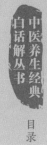

中医养生经典
白话解丛书

目 录

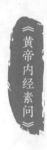

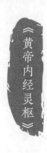

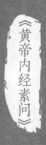

《黄帝内经素问》

# 上古天真论篇第一（节选）

　　上古之人，其知道[1]者，法于阴阳，和于术数，食饮有节，起居有常，不妄作劳，故能形与神俱，而尽终其天年[2]，度百岁乃去。今时之人不然也。以酒为浆，以妄为常，醉以入房，以欲竭其精，以耗散其真，不知持满，不时御神，务快其心，逆于生乐，起居无节，故半百而衰也。

　　夫上古圣人之教下也，皆谓之虚邪贼风，避之有时，恬惔虚无，真气从之，精神内守，病安从来。是以志闲而少欲，心安而不惧，形劳而不倦，气从以顺，各从其欲，皆得所愿。故美其食，任其服，乐其俗，高下不相慕，其民故曰朴。是以嗜欲不能劳其目，淫邪不能惑其心，愚智贤不肖不惧于物，故合于道。所以能年皆度百岁而动作不衰者，以其德全不危也。

【注释】

　　[1]道：指养生的理论和法则。

　　[2]天年：天赋的年寿，即自然寿命。

【白话解】

　　远古时代，那些懂得养生之道的人，能够顺应天地间的阴阳变化，并运用各种养生方法以调养精神，做到饮食有节制，起居作息有规律，不过分劳心劳力，所以能够使身体与精神相互协调，健康无病，享受人类应有的寿命，活到超过一百岁才离开人世。而如今的人们却不是这样，他们把酒当作水浆来饮用,把放纵的行为当作正常的生活方式,酒醉之后妄行房事;因为过度的色欲耗竭精气,在恣情好色中消散真元;不懂得谨慎地保持体内精气的盈满,不善于调节控制精神,只贪图一时的身心快乐,违背了养生的宗旨,生活起居也没有规律,所以年未半百就呈现了衰老的征象。

古代掌握养生之道的智者教导民众时,都强调:对于能够伤人致病的外来邪气,要适时避开;思想上要清静淡泊,不贪求妄念。体内真气调和,精神充足不外散,疾病又从何而来呢?正因为如此,所以远古时的民众都能够神志安闲,少有嗜欲,心性平和,不因外界事物的影响而愁忧恐惧;身体经常活动,但并不过度疲倦,人体正气和谐平顺,并且因为欲望不多,每个人的愿望都能够得到满足。无论是精制还是粗糙的食物都觉得美味可口,无论华丽还是简朴的衣物都感到舒适,对于各种风俗习惯都乐于顺应;各人都安于本分,无论地位高低贵贱而不互相羡慕,所以那时候的民风都很淳朴。不良的嗜好和欲望不能引起他们的注目,淫乱邪僻的东西不能迷惑他们的心志。不论是愚蠢的人还是聪明的人,是贤明的人还是不肖之人,都能不受外物所干扰,其身心保养都合乎养生之道。因此他们年龄都能到达百岁,而且日常活动气力不衰,这是因为他们的养生之道完备而不受疾病侵害。

【按语】

本段经文在讨论古今不同养生态度和方法的基础上,指出了顺应自然,形神并养,外避邪气,内养正气的养生思想,确立了中医养生学的基本原则。

帝曰:人年老而无子者,材力尽耶? 将天数然也? 岐伯曰:女子七岁,肾气盛,齿更发长;二七而天癸[1]至,任脉通,太冲脉盛,月事以时下,故有子;三七,肾气平均[2],故真牙[3]生而长极;四七,筋骨坚,发长极,身体盛壮;五七,阳明脉衰,面始焦,发始堕;六七,三阳脉衰于上,面皆焦,发始白;七七,任脉虚,太冲脉衰少,天癸竭,地道不通[4],故形坏而无子也。丈夫八岁,肾气实,发长齿更;二八,肾气盛,天癸至,精气溢泻,阴阳和[5],故能有子;三八,肾气平均,筋骨劲强,故真牙生而长极;四八,筋骨隆盛,肌肉满壮;五八,肾气衰,发堕齿槁;六八,阳气衰竭于上,面焦,发鬓颁白[6];七八,肝气衰,筋不能动,天癸竭,精少,肾脏衰,形体皆极;八八,则齿发去。肾者主水,受五脏六腑之精而藏之,故五脏盛,乃能泻。今五脏皆衰,筋骨解堕,天癸尽矣。故发鬓白,身体重,行步不正,而无子耳。

帝曰:有其年已老而有子者何也? 岐伯曰:此其天寿过度,气脉常通,而肾气有余也。此虽有子,男不过尽八八,女不过尽七七,而天地之精气皆竭矣。

帝曰:夫道者年皆百数,能有子乎? 岐伯曰:夫道者能却老而全形,身年虽寿,能生子也。

【注释】

[1] 天癸:由肾精化生,藏于肾中,具有促进生殖功能的精微物质。

[2] 平均:平盛匀满。

[3] 真牙:即智齿。

[4] 地道不通:月经停止,进入绝经期。

[5] 阴阳和:男女两性交合。

[6]颁白:指鬓发花白。同"斑白"。

【白话解】

黄帝问:人到年老时,失去生育子女的能力,是由于自身精力衰竭,还是由于自然规律所决定?岐伯回答说:女子长到七岁左右,肾脏的精气开始旺盛,牙齿开始更换,头发逐渐茂盛;到十四岁以后,对生殖功能有促进作用的"天癸"发育成熟并发挥作用,因此任脉畅通,冲脉气血充盛,月经按时来潮,开始具有生育能力;到了二十一岁以后,肾气充盈,智齿长出,身体生长发育成熟;到了二十八岁以后,筋骨坚实,肌肉丰满,头发最为茂盛,身体也最为强壮;到了三十五岁以后,颜面部的阳明经脉气血开始衰少,面容开始憔悴,头发开始脱落;到了四十二岁以后,头面部的三阳经脉气血都已经衰少,面部变得枯焦无光泽,头发开始变白;到了四十九岁以后,任脉空虚,冲脉气血衰少,天癸则完全枯竭,月经闭止不行,机体衰颓,而不再有生育能力了。男子到了八岁左右,肾脏的精气开始充实,头发逐渐茂盛,牙齿开始更换;到了十六岁以后,肾气充盛,天癸发育成熟并发挥作用,精气充盈而开始排精,这时如果与女子交媾,就能够生育子女;到了二十四岁以后,肾气盈满,筋骨刚劲有力,智齿随之长出,身体也发育到了顶点;到了三十二岁以后,筋骨最为强健,肌肉丰满壮实;到了四十岁以后,肾气开始由盛转衰,头发开始脱落,牙齿开始松动干枯;到了四十八岁以后,阳气从头面部开始衰竭,面部失去光泽,鬓发也变得斑白;到了五十六岁以后,肝气转衰,不能滋养筋脉,筋脉随之不能活动自如,天癸枯竭,肾精减少,肾脏功能也开始衰退,形体衰颓已甚;到了六十四岁以后,牙齿和头发亦脱落了。肾主水,它受纳并储藏五脏六腑的精气。所以,五脏机能旺盛,精气充足,才能输泻并贮藏于肾中。如果五脏的机能都已衰退,筋骨也已日趋困顿,天癸也就枯竭了。因此鬓发变白、身体沉重、行走不稳而不能再有生育能力了。

黄帝问道:有些人年纪虽老却还有生育能力,又怎么解释呢?岐伯回答说:这是由于他们先天禀赋充足,后天调养得宜,血气经脉通畅,而且肾气比较充盛。这些人虽然年老以后仍能生育子女,但是男子一般不超过"八八"、女子一般不超过"七七"这一年龄阶段，因为这时身体内的精气就会枯竭。

黄帝问道：懂得并按照养生之道去做的人，在活到百岁的时候，还能够生育子女吗？岐伯回答说：对养生之道掌握得非常好的人，由于能够防止衰老且保持身体健康，所以即使年纪很大，仍然能生育子女。

【按语】

本段经文讨论肾气在人体生长发育、盛壮衰老过程及生殖功能中的重要作用，提示保养肾精、肾气的养生意义，是后世节欲保精养生方法的重要理论基础，也是中医临床运用补肾法治疗生长发育及生殖障碍方面疾病的重要理论指导。

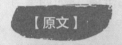

余闻上古有真人者，提挈天地，把握阴阳，呼吸精气，独立守神，肌肉若一，故能寿敝天地，无有终时，此其道生。中古之时，有至人者，淳德全道，和于阴阳，调于四时，去世离俗，积精全神，游行天地之间，视听八达之外，此盖益其寿命而强者也，亦归于真人。其次有圣人者，处天地之和，从八风[1]之理，适嗜欲于世俗之间，无恚嗔之心，行不欲离于世，被服章[2]，举不欲观于俗，外不劳形于事，内无思想之患，以恬愉为务，以自得为功，形体不敝，精神不散，亦可以百数。其次有贤人者，法则天地，象似日月[3]，辨列星辰，逆从阴阳，分别四时，将从上古合同于道，亦可使益寿而有极时。

【注释】

　　[1]八风：东、南、西、北、东南、西南、西北、东北八方之风。

　　[2]被服章：穿着相应花纹的规定服饰。

　　[3]象似日月：指顺应日月昼夜盈亏之变化。

【白话解】

　　我听说上古时代有称为真人的人，掌握了天地阴阳变化的规律，能够调节呼吸，吸收精纯的清气，超然独处令精神守持于内，锻炼身体使筋骨肌肉与精神协调统一，所以他的寿命等同于天地而没有终了的时候，这是修道养生的结果。中古的时候，有称为至人的人，能够修养德行，保全其养生之道，与自然界四时阴阳变化协调一致，超脱世俗的物欲干扰，积蓄精气，集中精神，神游于广阔的天地自然之间，视觉和听觉能达八方极远之处，他们能够延长寿命，达到与真人一样的养生效果。其次有称为圣人的人，能够安处在天地自然的和调状态之中，顺从八风的变化规律，使自己的嗜欲同世俗社会相适应，没有恼怒怨恨之情，行为举止符合世俗的一般准则，穿着与身份相符有着规定服饰的衣服，举动也没有炫耀于世俗的地方，在外不因为事务而使形体劳累，在内没有任何思想负担，以安静、愉快为目的，以悠然自得为满足。所以形体不显衰老之象，精神饱满，寿命也可达到百岁左右。再次有称为贤人的人，遵循天地阴阳变化的规律，通过仿效日月昼夜盈亏的规律，观察辨析日月星辰的位置，顺从阴阳的消长，适应四时的变迁，以求得符合远古真人的养生之道，他们能够延年益寿，但寿命有一定的限度。

【按语】

　　本段说明上古时候有四种长寿之人，要想成为这四种人，必须顺应天地，修身养性。

# 四气调神大论篇第二

春三月，此谓发陈[1]，天地俱生，万物以荣，夜卧早起，广步于庭，被发缓形，以使志生，生而勿杀，予而勿夺，赏而勿罚，此春气之应，养生[2]之道也。逆之则伤肝，夏为寒变，奉长者少。

夏三月，此谓蕃秀[3]，天地气交，万物华实，夜卧早起，无厌于日，使志无怒，使华英成秀，使气得泄，若所爱在外，此夏气之应，养长之道也。逆之则伤心，秋为痎疟，奉收者少，冬至重病。

秋三月，此谓容平[4]，天气以急，地气以明[5]，早卧早起，与鸡俱兴，使志安宁，以缓秋刑，收敛神气，使秋气平，无外其志，使肺气清，此秋气之应，养收之道也。逆之则伤肺，冬为飧泄，奉藏者少。

冬三月，此谓闭藏[6]，水冰地坼，无扰乎阳，早卧晚起，必待日光，使志若伏若匿，若有私意，若已有得，去寒就温，无泄皮肤，使气亟夺，此冬气之应，养藏之道也。逆之则伤肾，春为痿厥，奉生者少。

逆春气，则少阳不生，肝气内变。逆夏气则太阳不长，心气内洞。逆秋气则太阴不收，肺气焦满。逆冬气则少阴不藏，肾气独沉。

【注释】

[1] 发陈：发：发生。陈：陈旧。形容春天万物生发，推陈出新的自然景象。

[2] 养生：此处指保养春天生发之气。

[3] 蕃秀：繁茂秀美。

[ 4 ] 容平：自然界万物成熟，容貌平定而不再继续生长变化。

[ 5 ] 天气以急，地气以明：指秋天秋风劲急，地气清明。

[ 6 ] 闭藏：固闭、潜藏。

**【白话解】**

春季的三个月，是万物生发复苏的季节，自然界呈现出一片生机勃勃、欣欣向荣的景象。人们在这一季节应当晚睡早起，多到室外散步，散步时披开头发，以使精神情志宣发舒展。对待外界事物亦要保持促成而不抑制，给予而不剥夺，奖赏而不惩罚的宽和心态。这就是顺应自然界"春生"的特点来调养人体生发之气的方法和原则。违背这一法则则损害肝脏之气，到了夏天就会发生虚寒性病变。之所以如此，是因为春季生发之气受损不足，则奉养促进夏季盛长之气的作用亦就减少。

夏季的三个月，是万物繁盛秀美的季节，天地阴阳之气交会和合，所以各种植物都开花结实。人们在这一季节应当晚睡早起，不要厌恶炎热的日光，要使情绪不轻易激动和恼怒，保持容光焕发神采奕奕，体内的阳气得到宣散疏泄，就像把愉快的心情表现在外一样。这就是顺应自然界"夏长"的特点来调养人体长养之气的方法和原则。违背了这一法则，则损害心气，到了秋天就会发生疟疾。究其原因，是因为夏天长养之气受损，则奉养秋天收敛之气的作用亦就减少，到了冬天，病情甚至还会加重。

秋季的三个月，是万物已经成熟的季节。天气清肃，劲急，大地清朗明净。人在这一季节应当早睡早起，大体与鸡的活动时间一致为宜。精神情志要保持安定宁静，用以缓和深秋肃杀之气对人的影响；收敛向外宣散的神气，以适应秋天肃杀之气并达到相互平衡；不要让情志过度宣泄，以使肺气保持清肃。这就是与秋天气候特点相适应，可以养护人体收敛之气的方法和原则。违背这一法则，则损害肺气，到了冬天就会发生完谷不化的腹泻病。究其原因，是因为秋天的收敛之气失调而不足，则奉养冬天闭藏之气的作用亦就减少。

冬季的三个月，是万物生机闭藏的季节。水面结冰，大地冻裂，所以人们要固守闭藏而不要扰动阳气，应该早睡晚起，要等到太阳升起时再起床；要使自己的思想情绪平静内敛，好像意有所得但私密而不向外彰扬那样，内心平静而不露声色；还要远离严寒之地，靠近温暖之所，不要轻易让皮肤开泄而出汗，以免阳气大量丧失。这就是顺应冬季闭藏的气候特点来养生的方法和原则。违背这一法则则损害肾气，到了春天就会发生四肢痿弱逆冷的病证。究其原因，是因为冬天的固藏之气失调而虚衰不足，以致奉养春天生发之气的能力减少。

养生如果违逆了春天的气候特点，那么人体少阳之气就不能生发，从而使肝气失调而引起病变；如果违逆了夏天的气候特点，人体太阳之气就不能旺盛滋长，从而发生心气内虚的病证；如果违逆了秋天的气候特点，人体太阴之气便不能收敛，就会发生肺热喘息胸闷的病证；如果违逆了冬天的气候特点，人体少阴之气便不能闭藏，就会发生肾气虚衰不固的病证。

【按语】
本段讨论按照自然界四时阴阳变化及其所呈现的气候特点进行养生的方法，指出养生违背四时阴阳变化导致的不良后果。所论养生方法包括调整生活方式以养形和调节精神情志以养神两方面。其中对养神的论述尤为详细，说明《内经》对养神的重视。

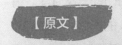

【原文】

天气，清净光明者也，藏德不止[1]，故不下也。天明[2]则日月不明，邪害空窍[3]，阳气者闭塞，地气者冒明[4]，云雾不精[5]，则上应白露不下。交通不表[6]，万物命故不施，不施则名木多死。恶气不发，风雨不节，白露[7]不下，则菀槁不荣。贼风数至，暴雨数起，天地四时不相保[8]，与道相失，则未央绝灭。唯圣人从之，故身无奇病，万物不失，生气不竭。

夫四时阴阳者,万物之根本也。所以圣人春夏养阳,秋冬养阴<sup>[9]</sup>,以从其根,故与万物沉浮于生长之门。逆其根,则伐其本,坏其真矣。故阴阳四时者,万物之终始也,死生之本也,逆之则灾害生,从之则苛疾不起,是谓得道。道者,圣人行之,愚者佩之。从阴阳则生,逆之则死;从之则治,逆之则乱。反顺为逆,是谓内格。

**【注释】**

[1]藏德不止:即天气不下而阴阳不交。

[2]天明:"明"为"暝"的通假字。天明,即天昏暝无光。

[3]邪害空窍:空窍,指山川沟壑洞穴。自然界阴霾邪气侵害山川、洞穴。

[4]冒明:冒,覆盖,昏冒。明,日月之光。指地气昏冒而日月无光。

[5]云雾不精:精,通"清",清明。指云雾弥漫,日光不清明。

[6]交通不表:天地之气不显现阴阳交通之状,即天地不交。

[7]白露:泛指雨露。

[8]天地四时不相保:自然界四时阴阳消长不循常规。

[9]春夏养阳,秋冬养阴:春夏两季顺养人之生气、长气,秋冬两季顺养人之收气、藏气。

**【白话解】**

天气应该是清净光明的。如果地气不能上升,则天气不能下降,那么天空就昏暗不明而日月无光。于是阴霾瘴气就充满天地之间,天之阳气受阻塞而不能下降,地之阴气不升散而遮蔽住光明,云雾不清,雨露不能应时而下。天地阴阳不能正常交通感应,所以万物的生命就不能保持延续。这样,即使高大的树木也会枯萎死亡。恶劣的气候持续不止,刮风下雨没有一定的规律,甘露不降,草木就会凋零枯萎而不能繁荣茂盛地生长。邪风频频刮来,暴雨屡屡突降,天地四时阴阳之气不能相互保持协调,失去正常消长规律,那么万物将未及寿命之半就会死亡。只有圣智之人,懂得养生之道,能够适应四时阴阳的变化,身体就不会患生大病。天地万物都能够适应四时阴阳变化,则生命活力就不会枯竭灭绝。

四季的阴阳变化,是万物生发、盛长、收敛、闭藏的根本。所以,圣智之人,春夏懂得养生养长、秋冬懂得养收养藏,才能顺从四时阴阳这一自然万物生存的根本,而与万物共同生活于四时阴阳变化这一自然环境之中。如果违逆了四时阴阳,就会损伤生命的根本,败坏人身的真气。所以说,四时阴阳之气的变化,决定万物生长收藏过程,是生死的根本。违背了它,灾祸就会产生;顺应它,就不会患上疾病。懂得这一道理,就是掌握了养生之道。对于养生之道,圣智之人遵行它,愚蠢的人则违背它。顺应四时阴阳变化,就能生存,违背四时阴阳变化,就会死亡;能够顺应四时阴阳变化,人体功能就正常,违逆四时阴阳变化,人体功能就会紊乱。这种本应顺从自然界阴阳变化,但却违逆它的生活方式所产生的病变,就叫"内格"。

【按语】

本段讨论天地四时阴阳失调对自然万物造成的灾害,以及养生违逆四时阴阳的不良后果,进一步说明顺应四时阴阳变化的养生意义。

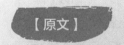
【原文】

是故圣人不治已病治未病,不治已乱治未乱,此之谓也。夫病已成而后药之,乱已成而后治之,譬犹渴而穿井,斗而铸锥[1],不亦晚乎!

【注释】

[1] 斗而铸锥：意为开战时才准备制造兵器。

【白话解】

因此，明智的人不是在生病之后才去治疗，而是在还没有生病的时候就进行预防；不是等到祸乱出现后才去治理，而是在祸乱尚未出现的时候就预先防止，陈述的就是这个道理。疾病已经生成然后才去治疗，祸乱发生之后才去治理，就像是口渴了才去挖井，战斗开始了才去铸造武器一样，不是太晚了吗？

【按语】

本段从未病先防的角度论述了《内经》"治未病"的思想，是中医预防医学和养生学说的理论基础。

# 生气通天论篇第三（节选）

　　黄帝曰：夫自古通天者，生之本，本于阴阳[1]。天地之间，六合[2]之内，其气九州、九窍、五脏、十二节[3]，皆通乎天气。其生五，其气三[4]，数犯此者，则邪气伤人，此寿命之本也。

　　苍天之气，清净则志意治，顺之则阳气固，虽有贼邪，弗能害也，此因时之序[5]。故圣人传精神，服天气，而通神明[6]。失之则内闭九窍，外壅肌肉，卫气散解，此谓自伤，气之削也。

【注释】

　　[1] 生之本，本于阴阳：生命的根本在于阴阳双方的协调统一。

　　[2] 六合：指东、南、西、北、上、下六方，即整个宇宙。

　　[3] 十二节：即双侧腕、肘、肩、踝、膝、髋等十二个大关节。

　　[4] 其生五，其气三：自然界的阴阳化生木火土金水五行，分为三阴三阳之气。其，指自然界的阴阳。五，即木、火、土、金、水五行之气。三，即三阴三阳（少阳、阳明、太阳，厥阴、少阴、太阴）。

　　[5] 此因时之序：顺应四时气候变化的规律而养生。因，顺也。

　　[6] 服天气，而通神明：即顺应天气，使人气与天气的阴阳变化统一起来。

【白话解】

　　黄帝指出：自古以来，人的生命活动与天地自然息息相通并保持和谐统一，生命的根本，来源于天地之间的阴阳之气。宇宙间一切事物，无论是地上划分的九州，或者是人体的九窍、五脏、十二个大的关节，都与天地自然界阴阳之气息息相通。自然界的阴阳之气变化而产生了木、火、土、金、水五行，并且可以分为三阴三阳之气。如果违背自然界五行和三阴三阳之气的变化规律，就会受到邪气伤害。所以说，能否根据自然界阴阳变化的规律进行养生，是健康长寿的根本。

天气清净明朗，人的精神情绪就会平和安静。人能够顺应这种规律，阳气就会固密充足，发挥保护作用，即使有贼风邪气，也不能侵害人体。这就是顺应四季气候变化的规律以保养身体的方法。因此善于养生的人，能够调摄精神，使之适应自然四季之气的变化，以保持体内阴阳之气与自然界的阴阳之气协调一致。如果违背了这些规律，就会使人体的卫气涣散，在内使九窍闭阻不通，在外使肌肉腠理壅塞，卫气的固护作用也消散了。这是人们不能顺应自然而导致的危害，结果必然使阳气受到严重削弱。

**【按语】**

本段提出了人的生命活动与自然界阴阳运动变化相通的法则——"生气通天"。人体能顺应四时气候变化规律，注重情志调养，使阳气密固是健康长寿的根本。

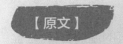

**【原文】**

阳气者，若天与日，失其所，则折寿而不彰，故天运当以日光明。是故阳因而上，卫外者也。

人体的阳气就像天空中的太阳,太阳不能正常运行,自然界的生物必然不能生存,人体中的阳气如果运行失常,生命功能就微弱而不彰显,或短寿、夭折。所以说,自然界阳气健运不息,是有了太阳的光辉才能显现出勃勃生机,而人体阳气的作用,也像太阳一样,具有向上向外的特点,从而保卫身体,抵御外邪的侵犯。

【按语】

本段说明阳气的重要性。

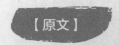

【原文】

阳气者,精则养神,柔则养筋[1]。

【注释】

[1] 精则养神,柔则养筋:当作"养神则精,养筋则柔"解。精,指精神爽慧。柔,即筋脉柔和,活动自如。

【白话解】

阳气对于人体来说十分重要,人的精神有了阳气的温煦营养,才显得精力充沛,聪明智慧;筋脉有了阳气的温煦营养,才能柔韧灵活,活动自如。

【按语】

本段说明阳气的温养功能。

风者，百病之始也，清静则肉腠闭拒，虽有大风苛毒，弗之能害，此因时之序也。

【白话解】

风邪是引起很多疾病的起始原因。如果能够做到形神清净，保持阳气充足调畅，肌肉皮肤就会坚固致密，从而抵抗邪气的侵袭，即使遇上致病性非常强烈的病邪，也不会受到伤害，这是遵循着自然界四时变化的规律，来调养、保护阳气的缘故。

【原文】

阳气者，一日而主外，平旦人气生，日中而阳气隆，日西而阳气已虚，气门乃闭。是故暮而收拒，无扰筋骨，无见雾露，反此三时，形乃困薄。

【白话解】

人体的阳气，白天运行于人体的体表。清晨时人体阳气开始上升，中午阳气最为旺盛，日落时阳气逐渐衰弱，汗孔也随着关闭。因此，每到日暮黄昏时，人身中的阳气就应该收敛内藏，为了使阳气收敛，这时就不要过多进行室外活动，也不要触冒雾露之气。人的活动，如果违反了一日三时阳气盛衰规律，就会遭到邪气的侵扰而发生疾病，使身体憔悴衰弱。

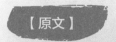

凡阴阳之要,阳密乃固[1],两者不和,若春无秋,若冬无夏,因而和之,是谓圣度。故阳强不能密,阴气乃绝[2];阴平阳秘,精神乃治;阴阳离决,精气乃绝。

【注释】

[1]凡阴阳之要,阳密乃固:阴精与阳气关系的关键在于阳气坚实的在外防护,阴气才能固守于内。要,关键,要领。

[2]阳强不能密,阴气乃绝:阳气亢盛,但却不能坚实的为阴防护于外,则阴气就不能内守而外泄,以至衰竭。密,坚实。绝,尽。

【白话解】

阳气固密于外是人体阴阳协调的关键,阳气致密,阴气才能固守于内。如果阴阳两者不相互协调,就像一年之中,只有春天而没有秋天,只有冬天而没有夏天一样,一切生命将失去生存的条件。因此,保持阴阳协调是养生中最重要的法则。如果阴阳不相互协调,阳气过于强盛而不致密,就会使阴气不能藏守于内而衰竭。只有阴阳平衡协调,致密固守,人的精神才能旺盛;如果阴阳相互完全阻隔而不能交会,那么人的精气就会衰竭,生命也就停止了。

【按语】

本段讨论人体内阴气与阳气的相互关系。

因于露风,乃生寒热。是以春伤于风,邪气留连,乃为洞泄;夏伤于暑,秋为痎疟;秋伤于湿,上逆而咳,发为痿厥;冬伤于寒,春必温病。四时之气,更伤五脏。

【白话解】

风霜雨露等外感致病因素侵犯人体,可发生或寒或热的病变。所以,人在春天受了风邪的侵袭,邪气留滞不去,到了夏天,就会发生完谷不化的泄泻病;夏天受到暑邪的侵犯,到了秋天,往往发生疟疾;秋天受到湿邪侵犯,到了冬天,就会使肺气上逆而导致咳嗽,或形成痿厥之类的疾病;冬天受到寒邪侵犯,到了春天,可以发生温病。因此,如果人体内的阴阳失调,风寒暑湿这些四季的邪气,都能够更替着侵害五脏。

【按语】

本段说明四时气候与发病的关系。提示顺应阴阳四时,是养生防病的根本。

【原文】

阴之所生,本在五味[1];阴之五宫[2],伤在五味。是故味过于酸,肝气以津,脾气乃绝。味过于咸,大骨气劳,短肌,心气抑。味过于甘,心气喘满,色黑,肾气不衡。味过于苦,脾气不濡,胃气乃厚。味过于辛,筋脉沮弛,精神乃央。是故谨和五味,骨正筋柔,气血以流,腠理以密,如是则骨气以精,谨道如法,长有天命。

【注释】

[1] 阴之所生,本在五味:阴精的产生,本源于饮食五味。阴,即阴精。五味,酸、苦、甘、辛、咸,此泛指饮食物。

[2] 阴之五宫:阴精藏于五脏。五宫,即五脏。

【白话解】

人体的阴精,主要来源于饮食五味;而藏纳精气的五脏,又常常被饮食五味所伤。因此过食酸味饮食,由它滋养的肝气就会太盛,脾气也就会随之衰竭;过食咸味饮食,大的骨骼就会受到损伤,从而使肌肉萎缩,心气抑郁;过食甘味饮食,就会使心跳加速,胸口满闷,面色发黑,肾气失去平衡;过食苦味饮食,脾气就会受到损伤,失去健运之力而造成湿邪凝滞,胃气也就随之虚弱而使得胃部胀满;过食辛味饮食,筋脉就会衰败废弛,同时精神也会受到损伤。因此,合理地调配饮食五味,可以使骨骼坚劲,筋脉柔韧,气血通畅,肤腠固密。这样,骨、筋、气、血、腠理均得到饮食五味的滋养而强健。总之,只要能够谨遵养生之道,按照养生的方法去做,就能够健康长寿,享尽天年。

【按语】

本段说明饮食五味与五脏阴精的关系,饮食失调不但引起消化功能的紊乱,长期偏食偏嗜也会导致营养代谢失调,终致五脏功能协调性的破坏。

# 金匮真言论篇第四

【原文】

黄帝问曰：天有八风，经有五风，何谓？岐伯对曰：八风发邪，以为经风，触五脏，邪气发病。所谓得四时之胜[1]者，春胜长夏，长夏胜冬，冬胜夏，夏胜秋，秋胜春，所谓四时之胜也。

【注释】

[1] 胜：克制的意思。

【白话解】

黄帝问道：自然界有八风，人的经脉也有五风的病变，这是怎么回事呢？岐伯回答说：八风是自然界不正常的气候，也是外部的致病因素，侵犯人体经脉，产生五风，进而伤害五脏；邪气诱发疾病，是由于得四时之胜气而克其所胜的缘故，如春胜长夏，长夏胜冬，冬胜夏，夏胜秋，秋胜春，这就是四时相胜的一般规律。

【按语】

本段说明自然界气候的变化，能够影响经脉，伤害脏腑，导致疾病的发生。

东风生于春,病在肝,俞在颈项;南风生于夏,病在心,俞在胸胁;西风生于秋,病在肺,俞在肩背;北风生于冬,病在肾,俞在腰股;中央为土,病在脾,俞在脊。故春气者病在头,夏气者病在脏,秋气者病在肩背,冬气者病在四肢。故春善病鼽衄,仲夏善病胸胁,长夏善病洞泄寒中,秋善病风疟,冬善病痹厥。故冬不按跷,春不鼽衄,春不病颈项,仲夏不病胸胁,长夏不病洞泄寒中,秋不病风疟,冬不病痹厥,飧泄而汗出也。

夫精者,身之本也。故藏于精者,春不病温。夏暑汗不出者,秋成风疟。此平人脉法也。

【白话解】

东风常见于春季,病变多发生在肝,肝经之气输注于颈项。南风常见于夏季,病变多发生于心,心经之气输注于胸胁。西风常见于秋季,病变多发生在肺,肺经之气输注于肩背。北风常见于冬季,病变多发生在肾,肾经之气输注于腰股。长夏季节和中央方位一样属土,病变多发生在脾,脾之经气输注于脊。所以春季邪气伤人,多病在头;夏季邪气伤人,多病在脏;秋季邪气伤人,多病在肩背;冬季邪气伤人,多病在四肢。所以春天多见鼻塞流涕、鼻出血等病变,仲夏常见胸胁方面的疾患,长夏多见泄泻、里寒等,秋天多病疟疾,冬天多发生手足麻木厥冷。所以懂得养生之道,冬天不施行按摩等活动扰动潜伏的阳气,来年春天就不会发生鼽衄及颈项部位的病变,夏天就不会发生胸胁的疾患,长夏季节就不会出现寒性泄泻,秋天就不会发生风疟,冬天也不会发生痹厥、飧泄、汗出过多等病症。

精气是生命活动的根本。冬季懂得保藏精气,春天就不会患温热病;

夏天暑热阳气旺盛，应该通过出汗散热，如果没有出汗，到秋天就会酿成风疟。这是诊察四季发病时应该掌握的一般规律。

**【按语】**

本段说明四时气候与发病的关系，强调冬季保养精气的重要性。

**【原文】**

阴中有阴，阳中有阳。平旦至日中[1]，天之阳，阳中之阳也；日中至黄昏[2]，天之阳，阳中之阴也；合夜至鸡鸣[3]，天之阴，阴中之阴也；鸡鸣至平旦[4]，天之阴，阴中之阳也。故人亦应之。

夫言人之阴阳，则外为阳，内为阴。言人身之阴阳，则背为阳，腹为阴。言人身之脏腑中阴阳，则脏者为阴，腑者为阳。肝、心、脾、肺、肾五脏，皆为阴，胆、胃、大肠、小肠、膀胱、三焦六腑皆为阳。所以欲知阴中之阴、阳中之阳者，何也，为冬病在阴，夏病在阳，春病在阴，秋病在阳，皆视其所在，为施针石也。故背为阳，阳中之阳，心也；背为阳，阳中之阴，肺也；腹为阴，阴中之阴，肾也；腹为阴，阴中之阳，肝也；腹为阴，阴中之至阴，脾也。此皆阴阳、表里、内外、雌雄相输应也，故以应天之阴阳也。

**【注释】**

[1] 平旦至日中：卯时到午时，即6~12点。

[2] 日中至黄昏：午时到酉时，即12~18点。

[3] 合夜至鸡鸣：酉时到子时，即18~24点。

[4]鸡鸣至平旦：子时到卯时，即0~6点。

【白话解】

　　阴阳之中，还可再分阴阳。白天属阳，平旦到中午，为阳中之阳。中午到黄昏，则属阳中之阴。黑夜属阴，合夜到鸡鸣，为阴中之阴。鸡鸣到平旦，则属阴中之阳。人也与此相应。

　　就整个人体划分阴阳，外表属阳，内部属阴。就身体的躯干分阴阳，则背为阳，腹为阴。就人体脏腑分阴阳，则脏属阴，腑属阳，肝、心、脾、肺、肾五脏都属阴，胆、胃、大肠、小肠、膀胱、三焦六腑都属阳。为什么要了解阴阳之中再分阴阳的道理？是因为冬病在阴，夏病在阳，春病在阴，秋病在阳，要根据疾病的部位来施用针刺和砭石疗法。此外，由于背为阳，心肺居膈上，连于背，所以心肺为阳脏，阳中之阳为心，阳中之阴为肺。腹为阴，腹腔居下，内藏肝脾肾，所以肝脾肾属阴脏，阴中之阴为肾，阴中之阳为肝，阴中之至阴为脾。以上这些都是人体阴阳表里、内外、雌雄的相互联系，和自然界的阴阳变化一样，是相互通应的。

【按语】

　　本段论述昼夜阴阳及人体阴阳的再划分。

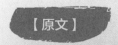

【原文】

　　帝曰：五脏应四时，各有收受乎？岐伯曰：有。东方青色，入通于肝，开窍于目，藏精于肝，其病发惊骇。其味酸，其类草木，其畜鸡，其谷麦，其应四时，上为岁星[1]，是以春气在头也，其音角，其数八，是以知病之在筋也，其臭臊。南方赤色，入通于心，开窍于耳，藏精于心，故病在五脏，其味苦，其类火，其畜羊，其谷黍，其应四时，上为荧惑星<sup>[2]</sup>，是以知病之在脉也，其音徵，其数七，其臭焦。

中央黄色，入通于脾，开窍于口，藏精于脾，故病在舌本，其味甘，其类土，其畜牛，其谷稷，其应四时，上为镇星<sup>[3]</sup>，是以知病之在肉也，其音宫，其数五，其臭香。

西方白色，入通于肺，开窍于鼻，藏精于肺，故病在背，其味辛，其类金，其畜马，其谷稻，其应四时，上为太白星<sup>[4]</sup>，是以知病之在皮毛也，其音商，其数九，其臭腥。

北方黑色，入通于肾，开窍于二阴，藏精于肾，故病在溪，其味咸，其类水，其畜彘，其谷豆，其应四时，上为辰星<sup>[5]</sup>，是以知病之在骨也，其音羽，其数六，其臭腐。

故善为脉者，谨察五脏六腑，一逆一从，阴阳、表里、雌雄之纪，藏之心意，合心于精，非其人勿教，非其真勿授，是谓得道。

【注释】

[1]岁星：即木星。

[2]荧惑星：即火星。

[3]镇星：即土星。

[4]太白星：即金星。

[5]辰星：即水星。

【白话解】

黄帝说：五脏通应四时，还有其他相类似的事物可以归纳在一起吗？岐伯说：有。比如东方青色，与肝相通应，肝开窍于目，精气内藏于肝，病变常表现为惊恐；在五味为酸，在五行中比类于木，在五畜中为鸡，在五谷中为麦，在四时为春季，上应木星，春天阳气上升，所以其气在头，在五音中为角音，五行生成数中为八。病变多发生在筋。此外，在嗅味为臊。

南方赤色，与心相通应，心开窍于耳，精气内藏于心，在五味为苦，在五行中比类于火,在五畜中为羊,在五谷中为黍,在四时为夏季,上应火星,疾病多发生在脉,在五音中为徵音,五行生成数中为七。此外,在嗅味为焦。

中央黄色,与脾相通应,脾开窍于口,精气内藏于脾,在五味为甘,在五行中比类于土,在五畜中为牛,在五谷中为稷,在四时为长夏,上应土星,病变多发生在肌肉,在五音中为宫音,五行生成数中为五。此外,在嗅味为香。

西方白色,与肺相通应,肺开窍于鼻,精气内藏于肺,在五味为辛,在五行中比类于金,在五畜为马,在五谷为稻,在四时为秋季,上应金星,病变多发生在皮毛,在五音中为商音,五行生成数中为九。此外,在嗅味为腥。

北方黑色,与肾相通应,肾开窍于前后二阴,精气内藏于肾,在五味为咸,在五行中比类于水,在五畜为猪,在五谷为豆,在四时为冬季,上应水星,病变多发生在骨,在五音中为羽音,五行生成数中为六。此外,其嗅味为腐。

因此善于诊脉的医生,能够谨慎审察五脏六腑的顺逆,运用阴阳、表里、雌雄的相应关系纲目分明地加以归纳分析,并把这些精深的道理,牢记在心中。这些理论非常宝贵,对于那些不是诚心学习的人,切勿轻易传授,这才是爱护和珍视这门学问的正确态度。

【按语】

本段通过事物的五行归类,说明五脏和四时的通应关系。

# 阴阳应象大论篇第五（节选）

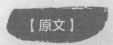

阴阳者，天地之道也，万物之纲纪，变化之父母，生杀之本始，神明之府[1]也。治病必求于本。

故积阳为天，积阴为地。阴静阳躁，阳生阴长，阳杀阴藏[2]。阳化气，阴成形。寒极生热，热极生寒。寒气生浊，热气生清。清气在下，则生飧泄[3]；浊气在上，则生䐜胀[4]。此阴阳反作，病之逆从也。

故清阳为天，浊阴为地。地气上为云，天气下为雨；雨出地气，云出天气。故清阳出上窍，浊阴出下窍；清阳发腠理，浊阴走五脏；清阳实四肢，浊阴归六腑。

【注释】

[1]神明之府：天地万物神妙变化的根本。神明，指天地自然神妙莫测的运动变化。府，本、根本。又，聚集之处、处所。

[2]阳生阴长，阳杀阴藏：二句互文。认为阴阳是天地万物生长、藏杀的本原，阳主生发、主肃杀，阴主长养、主敛藏。

[3]飧泄：大便中夹杂有未消化食物的泄泻。

[4]䐜胀：胸脘胀满。

【白话解】

阴阳，是宇宙间的普遍规律，是分析和归纳千变万化客观事物的纲领，是一切事物发展变化的根源，也是发生发展和衰退消亡的根本。自然界中的无穷奥妙都是从阴阳对立统一之中变化出来的。因此,诊断和治疗疾病,首先必须着眼于阴阳这个根本问题。

　　轻清的阳气上升,蒸腾而成为天;重浊的阴气下降,凝聚而成为地。阴的性质柔而宁静,阳的性质刚而躁动。阴阳的消长变化,能够促使万物生长发育、衰退敛藏。阳性动,具有气化作用;阴性静,具有凝聚成形功能。在一定条件下,寒冷到极点,能转变为热,这就是阴转变为阳;炎热到极点,也能转变为寒,这就是阳转化为阴。阳热有蒸发升散的作用,所以能生成清轻的气;阴寒有凝聚的作用,所以能生成重浊的阴。如果人体的阳气下陷而不上升,就会产生完谷不化的腹泻病;浊阴之气堵塞在上而不下降,就会产生胸膈、脘腹胀满。这就是阴阳升降失常的病理变化。

　　清阳之气上升、蒸腾而成为天,浊阴之气下降、凝聚而成为地。地气受阳热的蒸腾上升为云,天气受阴寒的凝聚下降为雨,而云实为天气变化所形成,雨则出于地气所转化。人体的变化也是如此,清阳从上窍耳目口鼻而出,如呼吸、声音、听觉、视觉等,都要依靠清阳之气才能维持;而浊阴之气从下窍而出,如大小便等秽浊之物从前后二阴排出。清阳之气发散到皮肤、肌肤和腠理,如卫气运行到体表,保卫人体,抵抗邪气;浊阴之气内走于五脏,如精微物质之营养灌溉五脏六腑,起着营养的作用。清阳之气充实于四肢,使四肢温度正常,运动轻便灵活;浊阴之气内走于六腑,饮食水谷中的营养才能被消化吸收,糟粕才能排出体外。

【按语】

　　本段论述阴阳的概念及分析在事物中的应用。

阴味出下窍,阳气出上窍。味厚者为阴,薄为阴之阳。气厚者为阳,薄为阳之阴。味厚则泄,薄则通。气薄则发泄,厚则发热。壮火之气衰,少火之气壮[1];壮火食气,气食少火;壮火散气,少火生气。气味辛甘发散为阳,酸苦涌泄为阴。

【注释】

[1] 壮火之气衰,少火之气壮:壮火为饮食药物之气味辛热纯厚(属阳)者,少火为饮食药物之气味辛甘温和者;气,指人身之正气。气衰、气壮,作使动用法理解。全句意谓壮火能使人体正气虚衰,少火能使人体正气强壮。

【白话解】

阴主降,属阴的味能促使有形质之物从下窍排出;阳主升,属阳的气能促使无形之气从上窍发散。由于阴阳具有可分性,所以药食五味浓厚者,属于纯阴,或称为阴中之阴;淡薄者,属阴中之阳。药食之气浓厚者为纯阳,或称为阳中之阳;淡薄者属阳中之阴。气味的浓厚与淡薄,在功能上各有不同,味浓厚的药物,会引起泄泻;味淡薄的药物,能够通利小便。气薄的药物,具有向外发散的作用;气厚的药物,可以使人体温热。气味辛热过甚的药物,能够使人正气衰弱;气味甘温的药物,可以使人正气得到温壮。这是因为辛热的药物能消耗人体正气,而甘温的药物具有温阳益气的作用。气味辛甘的药物,具有发散的作用,属阳;气味酸苦的药物,具有通利和泄下的作用,属阴。

【按语】

本段说明药食气味的阴阳属性及效用。

寒伤形,热伤气。气伤痛,形伤肿。故先痛而后肿者,气伤形也;先肿而后痛者,形伤气也。

风胜则动,热胜则肿,燥胜则干,寒胜则浮,湿胜则濡泻。

天有四时五行,以生长收藏,以生寒暑燥湿风。人有五脏化五气,以生喜怒悲忧恐。故喜怒伤气,寒暑伤形。暴怒伤阴,暴喜伤阳。厥气上行,满脉去形。喜怒不节,寒暑过度,生乃不固。故重阴必阳,重阳必阴。

故曰:冬伤于寒,春必温病;春伤于风,夏生飧泄;夏伤于暑,秋必痎疟;秋伤于湿,冬生咳嗽。

【白话解】

寒邪容易伤害人的形体,热邪能够伤害人的气机。气机损伤,运行不畅,可以导致疼痛;形体受伤,肌肉壅滞,容易引起肿胀。如果是先出现疼痛,后出现肿胀,那是由于先伤了气机而后伤及形体。若是先出现肿胀,后出现疼痛的,那是先伤害了形体,而后损伤及气机。

风气偏胜可以引起头晕目眩、肢体痉挛和震摇不定;热气偏胜可以导致红肿热痛;燥气偏胜会使津液受到消耗,表现出各种干燥的症状;寒气偏胜会使阳气不能正常运行,可以引起浮肿;湿气偏胜会引起大便泄泻而不爽。

自然界春夏秋冬四时的推移,促成了生物界生长收藏的生化过程;木、火、土、金、水五行生克的变化,产生了寒暑燥湿风的气候更替。与自然界的四时五行相应,人体有心、肝、脾、肺、肾五脏,并由五脏之气产生喜、怒、悲、忧、恐五种情志。所以,喜怒等情志过度,可以伤害人体五脏之气正常运转;而寒暑等邪气侵袭,首先伤害人的皮肉筋骨等形体。如果暴怒,可以损伤肝脏,使阴血上逆;暴喜却会使心气涣散,心阳受伤。如果喜怒等情志太过,还可以使气血突然紊乱而上冲,充满上部的经络,导致阳气脱离形体而散失,从而出现昏厥甚至死亡。所以说,倘若人们对情志不加以节制,就会使脏腑气血从内部受伤;对气候变化不善于调摄,就可使邪气从外部侵袭,造成内外夹攻的情况,那么就很难保住生命了。阴气过盛可以转化为阳,阳气过盛可以转化为阴。

所以冬天感受寒邪,来年春天就会发生温病;春天感受风邪,来年夏天就易生腹泻病;夏天感受暑邪,来年秋天就容易发生疟疾;秋天感受湿邪,来年冬天就容易产生咳嗽。

【按语】

本段运用阴阳学说说明不同邪气侵入人体后的病理变化。

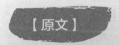

东方生风[1],风生木,木生酸,酸生肝,肝生筋,筋生心[2],肝主目。其在天为玄,在人为道,在地为化[3]。化生五味,道生智,玄生神,神在天为风,在地为木,在体为筋,在脏为肝,在色为苍,在音为角,在声为呼,在变动为握,在窍为目,在味为酸,在志为怒。怒伤肝,悲胜怒;风伤筋,燥胜风;酸伤筋,辛胜酸。

南方生热,热生火,火生苦,苦生心,心生血,血生脾,心主舌。其在天为热,在地为火,在体为脉,在脏为心,在色为赤,在音为徵,在声为笑,在变动为忧,在窍为舌,在味为苦,在志为喜。喜伤心,恐胜喜;热伤气,寒胜热;苦伤气,咸胜苦。

中央生湿,湿生土,土生甘,甘生脾,脾生肉,肉生肺,脾主口。其在天为湿,在地为土,在体为肉,在脏为脾,在色为黄,在音为宫,在声为歌,在变动为哕,在窍为口,在味为甘,在志为思。思伤脾,怒胜思;湿伤肉,风胜湿;甘伤肉,酸胜甘。

西方生燥,燥生金,金生辛,辛生肺,肺生皮毛,皮毛生肾,肺主鼻。其在天为燥,在地为金,在体为皮毛,在脏为肺,在色为白,在音为商,在声为哭,在变动为咳,在窍为鼻,在味为辛,在志为忧。忧伤肺,喜胜忧;热伤皮毛,寒胜热;辛伤皮毛,苦胜辛。

北方生寒,寒生水,水生咸,咸生肾,肾生骨髓,髓生肝,肾主耳。其在天为寒,在地为水,在体为骨,在脏为肾,在色为黑,在音为羽,在声为呻,在变动为栗,在窍为耳,在味为咸,在志为恐。恐伤肾,思胜恐;寒伤血,燥胜寒;咸伤血,甘胜咸。

【注释】

[1] 东方生风:东方,联系于春季;生,有生发和资生之意;风,指天地之阳气。阳气生于春,故曰"东方生风"。下文南方、西方、北方仿此。

[2] 筋生心:筋生心,实际上是木生火。下文南方、西方、北方仿此。

[3] 在天为玄,在人为道,在地为化:玄,谓微妙深远的生化动力。道,是处理事物的思想方法。化,是化生万物的物质基础。

【白话解】

东方应春而生风。风性属木,木气能够产生酸味,酸味能够滋养肝脏,肝脏血气能滋养筋脉;筋脉有柔韧、能屈能伸的特点,与木气相应,在五行关系中木能生火,而心属火,故筋生心。肝开窍于目。这种阴阳变化的力量,既强大又微妙,可以产生一切事物,在天为深远无边的宇宙,在人为认识生命及其变化的规律,在地为万物的化生。化生然后能够产生一切事物;认识了生命的规律,能够增长人的智慧;深远无边的宇宙是变幻莫测的。这种神奇的变化在天是六气中的风,在地是五行中的木,在人是五体中的筋,在内脏是五脏中的肝,在五色是青,在五音是角,在人声是呼,在病变是抽搐,在七窍是目,在五味是酸,在情志是怒。大怒会伤害肝气,悲忧能平制怒气;风邪易伤害筋脉,燥气能平制风气;酸味也能伤筋,辛味能制约酸味。

南方应夏,阳气旺盛而生热,热为火之性,火气烘烤能产生苦味,苦味能够滋养心脏,心能生血,在五行关系中火能生土,而脾属土,所以说血生脾。心开窍于舌。其在天是六气中的热(暑)气,在地是五行中的火,在人是脉,在五脏是心,在五色是赤,在五音是徵,在人声是笑,在病变表现是忧心忡忡,甚至心悸怔忡,在七窍是舌,在五味是苦,在情志是喜。过喜会伤害心气,恐惧能够平制喜气;过热会伤害气,寒气能够平制热气;苦味能伤气,咸味能够平制苦味。

中央应长夏而生湿,湿性属土,土气能够生成甘味之物,甘味滋养脾气,脾气能够滋养肌肉,在五行关系中土能生金,而肺属金,所以说肉生肺。脾开窍于口。其在天是六气中的湿气,在地是五行中的土,在人是肌肉,在五脏是脾,在五色是黄,在五音是宫,在人声是歌,在病变是呃逆,在七窍是口,在五味是甘,在情志是思。思虑过度会伤害脾气,气怒能够平制思虑;湿气过度会伤害肌肉,风气能够平制湿气;甘味也会伤肌肉,酸味能够平制甘味。

西方应秋而生燥,燥性属金,金气能生辛味,辛味滋养肺气,肺气能够滋养皮毛;在五行关系中金能生水,而肾属水,所以说皮毛生肾。肺开窍于鼻。其在天是六气中的燥气,在地是五行中的金,在人是皮毛,在五脏是肺,在五色是白,在五音是商,在人声是哭,在病变是咳嗽,在七窍是鼻,在五味是辛,在情志是忧。忧愁过度会伤害肺气,喜气能够平制忧愁;燥热会伤害皮毛,寒气能够平制燥热;辛味也伤皮毛,苦味能够平制辛味。

北方应冬而生寒,寒性属水,水气能生咸味,咸味滋养肾气,肾气能够滋养骨髓;在五行关系中水能生木,而肝属木,所以说髓生肝。肾气表现于耳。其在天是六气中的寒气,在地是五行中的水,在人是骨骼,在五脏是肾,在五色是黑,在五音是羽,在人声是太息,在病变是寒颤,在七窍是耳,在五味是咸,在情志是恐。恐惧会伤害肾气,思虑能够平制恐惧;寒气会伤害血脉,辛燥能够平制寒气;咸味也伤血脉,甘味能够平制咸味。

【按语】

　　本段运用五行取类比象的方法可以将季节、气候、方位、物性以及人体的脏腑、组织、功能、病变、治疗等多方面的事物联系起来，并运用五行生克乘侮关系，解释大自然中物类间依存、制约、反馈等正常关系以及亢盛、衰落、逆乱等反常变化。

【原文】

　　调此二者奈何？岐伯曰：能知七损八益，则二者可调，不知用此，则早衰之节也。年四十，而阴气自半也，起居衰矣。年五十，体重，耳目不聪明矣。年六十，阴痿，气大衰，九窍不利，下虚上实，涕泣俱出矣。故曰：知之则强，不知则老，故同出而名异耳。智者察同，愚者察异，愚者不足，智者有余，有余则耳目聪明，身体轻强，老者复壮，壮者益治。是以圣人为无为之事，乐恬愉之能，从欲快志于虚无之守，故寿命无穷，与天地终，此圣人之治身也。

【白话解】

　　怎样调摄阴阳？岐伯回答：如果懂得七损八益的养生之道，就能调摄人身的阴阳，如果不懂得这些，就会发生早衰现象。一般而言，到了四十，阴精自然衰减，起居动作会渐渐衰退；到了五十岁，身体觉得沉重，耳不聪，目不明；到了六十岁，阴精衰惫，肾气亏虚，九窍不通利，下虚上实，常常会流眼泪和鼻涕。因此说：懂得调摄身体就强健，不懂得调摄就容易衰老；本来是同样的身体，结果却出现了强弱不同的状况。聪明的人，平时就懂得按照阴阳之道来养生；愚昧的人，只是在感觉身体有异常的时候才来养生。愚昧的人由于不善养生，常感精气不足，而聪明的人由于重视养生,精气常能有余;有余则耳目聪明,身体轻强,即使已经年老,身体亦很健壮,本来健壮的就更强。所以圣人能够保持心情愉悦,没有过多的贪欲,恬淡虚无,做自己本分的事情,保持着宁静的生活,因此活到天赋的寿命,这才是圣人的养生之道。

**【按语】**

本段说明掌握人体各生理阶段的特征,采用有针对性的养生方法,协调阴阳,才能防止早衰。

**【原文】**

天不足西北,故西北方阴也,而人右耳目不如左明也。地不满东南,故东南方阳也,而人左手足不如右强也。帝曰:何以然?岐伯曰:东方阳也,阳者其精并于上,并于上则上明而下虚,故使耳目聪明,而手足不便也。西方阴也,阴者其精并于下,并于下则下盛而上虚,故其耳目不聪明,而手足便也。故俱感于邪,其在上则右甚,在下则左甚,此天地阴阳所不能全也,故邪居之。

故天有精,地有形,天有八纪[1],地有五里[2],故能为万物之父母。清阳上天,浊阴归地,是故天地之动静,神明为之纲纪,故能以生长收藏,终而复始。惟贤人上配天以养头,下象地以养足,中傍人事以养五脏。天气通于肺,地气通于嗌,风气通于肝,雷气通于心,谷气通于脾,雨气通于肾。六经为川,肠胃为海,九窍为水注之气。以天地为之阴阳,阳之汗,以天地之雨名之;阳之气,以天地之疾风名之。暴气象雷,逆气象阳。故治不法天之纪,不用地之理,则灾害至矣。

　　[1] 八纪: 指立春、立夏、立秋、立冬,春分、秋分、冬至、夏至八个大节气。

　　[2] 五里: 东南西北中五方之道理。


【白话解】

　　西北方阳气不足,所以西北方属阴,人的右耳目也不及左耳目聪明;东南方阴气不足,所以东南方属阳,人的左手足也不及右手足强壮。黄帝问这是什么道理? 岐伯回答说: 东方属阳,人体左侧属阳,阳从左而升,因而人体精气集合于上部,形成上部强盛而下部虚弱,所以左侧耳目聪明而手足不灵便。西方属阴,人体右侧属阴,阴从右而降,因而人体精气集合于下部,形成下部强盛而上部虚弱,所以左侧耳目不聪明但手足却灵便。因此同样感受邪气,在上部则身体的右侧病情较重,在下部则身体的左侧病情较重,这是天地阴阳运动不能平衡所致,而人身亦有相应左右盛衰之别,所以邪气侵犯,必然乘人体所虚部位而停留为病。所以天有无形的精气,地有有形的物体; 天气变化以八节时序为纲,地有东南西北中五方之分,因此天地自然是万物生长的根本。无形的清阳之气上升于天,有形的浊阴之气下降于地,天地的运动以阴阳的神妙变化为纲纪,所以阴阳能使万物具有春生、夏长、秋收、冬藏的变化终而复始,循环不休。懂得这些道理的人,上配天以养头,下配地以养足,中则依人事调养五脏。天之清气通于肺,地之水谷之气通于咽,风木之气通于肝,雷火之气通于心,山谷之气通于脾,雨气通于肾。人身六经就像河流,肠胃就像大海,上下九窍为水气所灌注。如果以天地来比喻人体的阴阳,那么阳气发泄产生汗,像天地的雨水一样; 阳气的运行像自然界的疾风; 人的暴怒之气像天空的雷霆突发; 人的上逆之气像自然界的阳气向上蒸腾。所以调治身体不遵循天地自然阴阳变化的规律,疾病就会发生。


【按语】

　　本段从天地阴阳的有余不足,气候寒凉与温热的差异,说明人体养生也应该和自然界阴阳变化相适应。

　　故邪风之至,疾如风雨,故善治者治皮毛,其次治肌肤,其次治筋脉,其次治六腑,其次治五脏。治五脏者,半死半生也。故天之邪气,感则害人五脏;水谷之寒热,感则害于六腑;地之湿气,感则害皮肉筋脉。

【白话解】

　　外感致病因素伤害人体,急如疾风暴雨。善于治病的医生,当病邪刚侵犯皮毛的时候,就给予治疗;技术稍差的,当病邪传于肌腠才治疗;医术再差一点的,当病邪侵犯筋脉的时候才开始治疗;医术更差的,待病邪传入六腑才治疗;医术最差的,当邪气侵犯五脏时才开始治疗。这时候,病情危重,难于治疗,已经是半死半生了。因此天之邪气侵犯人体容易导致五脏为病;水谷饮食的寒热不调,容易导致六腑为病;地上的湿气最容易损害人体的皮肉筋脉。

【按语】

　　本段说明外邪伤人,具有发病迅速,由表入里传变的规律,提示疾病应该早期诊治,体现了"治未病"的思想。

阴阳应象大论篇第五(节选)

# 阴阳离合论篇第六（节选）

阴阳者,数之可十,推之可百,数之可千,推之可万,万之大不可胜数,然其要一也。天覆地载,万物方生,未出地者,命曰阴处,名曰阴中之阴;则出地者,命曰阴中之阳。阳予之正,阴为之主;故生因春,长因夏,收因秋,藏因冬,失常则天地四塞。阴阳之变,其在人者,亦数之可数。

【白话解】

天地阴阳的范围非常广泛,具体运用时,可以由十推演到百,由百推演到千,由千推演到万,再推演下去,甚至数不胜数,然而其总的原则仍不外乎对立统一的阴阳规律。天地之间,万物初生,未长出地面,叫作居于阴处,称之为阴中之阴;若已长出地面,就叫作阴中之阳。有阳气,万物才能生长,有阴气,万物才能成形。所以万物的发生,因于春气的温暖;万物的盛长,因于夏气的炎热;万物的收成,因于秋气的清凉;万物的闭藏,因于冬气的寒冷。四时阴阳失序,气候无常,天地间的生长收藏的变化就要失去正常。这种阴阳变化的道理,对人而言也有一定的规律,并且也可以推测而知。

【按语】

本段说明阴阳范围非常广泛,无论客观世界多么复杂,就其变化而言都离不开阴阳的规律,所以我们认识事物也必须遵循阴阳变化的规律。

# 灵兰秘典论篇第八（节选）

【原文】

黄帝问曰：愿闻十二脏之相使，贵贱何如？岐伯对曰：悉乎哉问也！请遂言之。心者，君主之官也，神明出焉。肺者，相傅之官，治节出焉。肝者，将军之官，谋虑出焉。胆者，中正之官，决断出焉。膻中者，臣使之官，喜乐出焉。脾胃者，仓廪之官，五味出焉。大肠者，传道之官，变化出焉。小肠者，受盛之官，化物出焉。肾者，作强之官，伎巧出焉。三焦者，决渎之官，水道出焉。膀胱者，州都之官，津液藏焉，气化则能出矣。

凡此十二官者，不得相失也。故主明则下安，以此养生则寿，殁世不殆，以为天下则大昌。主不明则十二官危，使道闭塞而不通，形乃大伤，以此养生则殃，以为天下者，其宗大危，戒之戒之！

【白话解】

黄帝问道：我想听你谈一下人体十二脏腑的责任分工，及其贵贱主次关系。岐伯回答说：你问的真详细呀！请让我回答这个问题。心，主宰全身，是君主之官，人的精神意识思维都由此而出。肺，称为相傅之官，犹如宰相辅佐着君主，因主一身之气而调节治理全身。肝，主怒，像将军一样勇武，称为将军之官，谋虑由此而出。膻中，维护着心而接受其命令，是臣使之官，心志的喜乐，靠它传布出来。脾和胃司饮食的受纳和布化，类似主管仓库的官员，五味的阴阳靠它们的作用而得以消化、吸收和运输。大肠是传导之官，它能传送食物的糟粕，使其变化为粪便排出体外。小肠是受盛之官，它承受胃中下行的食物而进一步分化清浊。肾，是作强之官,它能够使人强健有力并产生各种技巧。三焦,类似疏通沟渠的官员,它能够通行水道。膀胱是州都之官,蓄藏津液,通过气化作用,方能排除尿液。

以上这十二官,虽有分工,但其作用应该协调而不能相互脱节。所以君主如果明智贤能,则下属也会安定正常,用这样的道理来养生,就可以使人长寿,终生不会发生危殆,用来治理天下,就会使国家昌盛繁荣。君主如果不明智贤能,那么,包括其本身在内的十二官就都要发生危险,各器官发挥正常作用的途径闭塞不通,形体就要受到严重伤害。在这种情况下,谈养生是不可能的,只会招致灾殃,缩短寿命。同样,以君主之昏聩不明来治理天下,那政权就难保了,千万要警惕再警惕呀!

【按语】

本段用官职比拟人体脏腑功能,论述了十二脏的主要生理功能及相互之间的主次关系。

# 六节藏象论篇第九（节选）

苍天之气，不得无常也。气之不袭，是谓非常，非常则变矣。帝曰：非常而变奈何？岐伯曰：变至则病，所胜则微，所不胜则甚[1]，因而重感于邪，则死矣。故非其时则微，当其时则甚也。

帝曰：善。余闻气合而有形，因变以正名。天地之运，阴阳之化，其于万物，孰少孰多，可得闻乎？岐伯曰：悉乎哉问也！天至广不可度，地至大不可量，大神灵问，请陈其方。草生五色，五色之变，不可胜视；草生五味，五味之美，不可胜极，嗜欲不同，各有所通。天食人以五气，地食人以五味。五气入鼻，藏于心肺，上使五色修明，音声能彰。五味入口，藏于肠胃，味有所藏，以养五气，气和而生，津液相成，神乃自生。

【注释】

[1] 所胜则微，所不胜则甚：如春木土时，而十气变化，木克土，病情轻微；如果金气变化，金克木，病情危重。

【白话解】

苍天之五运之气，顺应四时而运行。如果不按四时规律依次相承，就是反常的现象，反常就会导致气候等变化。黄帝问：反常的变化是怎样一种情况？岐伯回答说：反常会使人体产生疾病。如果是主气所克之气发生变化，病变就表现轻微；如果是主气的克制之气起了变化，病情就深重；如果再感受其他邪气，就会造成死亡。所以四时之气变化，主气所克的某气正当兴旺之时令,病就轻微;若恰在克制主气的某气正当兴旺之时令发病,则病深重。

黄帝说:好。我听说由于天地之气和合产生了万物,又因为它的变化多端以至万物形态各异,根据形态确立了不同的名称。天地的气运,阴阳的变化,对于万物生成的作用,哪个多,哪个少,可以听你讲一讲吗?岐伯说:问的实在详细呀!苍天广阔无边,不可测度,大地非常博大,也很难计量,您提出这种深奥的问题,我无法详尽的解释,就请让我陈述一下其中的道理吧。自然界的草木可以显现出五色,而五色的变化,是看也看不尽的;草木可以产生五味,而五味的醇美,是尝也尝不完的。虽然人们对色味的嗜欲各有不同,但五味与五脏各有相通。苍天供给人们以五气,五气由鼻吸入,贮藏于心肺,心主血,上荣面部使面部颜色明润,肺主音声,因而声音洪亮。大地供给人体以饮食五味,五味从口而入,贮藏于肠胃,经消化吸收,化生精微内注五脏以养五脏之气,五脏得养,则脏气和调,津液得以生成,五脏神气在此基础上自然就会产生。

【按语】

本段说明自然界的五气和五味在人体内的作用,指出其能使脏气充沛,神气健旺。

# 五脏生成篇第十（节选）

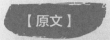

【原文】

　　心之合脉也，其荣色也，其主肾也。肺之合皮也，其荣毛也，其主心也。肝之合筋也，其荣爪也，其主肺也。脾之合肉也，其荣唇也，其主肝也。肾之合骨也，其荣发也，其主脾也。

【白话解】

　　心与脉相应，荣华表现在面部色泽，肾水可以制约心火，所以肾为心之主；肺与皮肤相应，荣华表现在毫毛，心火制约肺金，所以心为肺之主；肝与筋相应，荣华表现在爪甲，肺金制约肝木，所以肺为肝之主；脾与肌肉相应，荣华表现在口唇，肝木制约脾土，所以肝为脾之主；肾与骨骼相应，荣华表现在头发，脾土制约肾水，所以脾为肾之主。

【按语】

　　本段说明五脏与五体的关系。

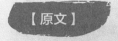

【原文】

　　是故多食咸，则脉凝泣而变色；多食苦，则皮槁而毛拔；多食辛，则筋急而爪枯；多食酸，则肉胝䐃而唇揭；多食甘，则骨痛而发落，此五味之所伤也。故心欲苦,肺欲辛,肝欲酸,脾欲甘,肾欲咸,此五味之合五脏之气也。

【白话解】

过食咸味,可使血脉流行不畅,颜面色泽发生变化;过食苦味,则使皮肤枯槁而毫毛脱落;过食辛味,则使筋脉劲急而爪甲枯干;过食酸味,则使肌肉粗厚皱缩而口唇干裂;过食甘味,则使骨骼疼痛而头发脱落。这是五味偏嗜造成的危害。所以心喜苦味,肺喜辛味,肝喜酸味,脾喜甜味,肾喜咸味,这是五味分别与五脏之气相合的对应关系。

【按语】

本段说明人体饮食必须五味调和,才能有益于身体。偏嗜则会造成脏气偏盛,损伤人体。

【原文】

故色见青如草兹者死,黄如枳实者死,黑如炲者死,赤如衃血者死,白如枯骨者死,此五色之见死也。青如翠羽者生,赤如鸡冠者生,黄如蟹腹者生,白如豕膏者生,黑如乌羽者生,此五色之见生也。生于心,如以缟裹朱;生于肺,如以缟裹红;生于肝,如以缟裹绀;生于脾,如以缟裹栝楼实,生于肾,如以缟裹紫,此五脏所生之外荣也。

色味当五脏:白当肺、辛,赤当心、苦,青当肝、酸,黄当脾、甘,黑当肾、咸。故白当皮,赤当脉,青当筋,黄当肉,黑当骨。

【白话解】

面色出现青如死草,枯暗无华的,为死症;出现黄如枳实的,为死症;出现黑如烟灰的,为死症;出现红如凝血的,为死症;出现白如枯骨的,为死症,这是五色中表现为死症的情况。面色青如翠鸟的羽毛,主生;红如鸡冠的,主生;黄如蟹腹的,主生;白如猪脂的,主生;黑如乌鸦羽毛的,主生,这是五色中表现有生机而预后良好的情况。心有生机,面色就像白色的薄绢包着朱砂;肺有生机,面色就像白色的薄绢裹着粉红色的东西;肝有生机,面色就像白色的薄绢裹着天青色的东西;脾有生机,面色就像白色的薄绢裹着瓜蒌实;肾有生机,面色就像白色的薄绢裹着紫色的东西一样,这些都是五脏的生机显露于外的荣华。

色、味之主与五脏相合:白色和辛味应于肺,赤色和苦味应于心,青色和酸味应于肝,黄色和甘味应于脾,黑色和咸味应于肾。因五脏外合五体,因而白色应于皮,赤色应于脉,青色应于筋,黄色应于肉,黑色应于骨。

【按语】

本段介绍观察面部气色的方法。

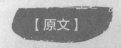

【原文】

诸脉者皆属于目,诸髓者皆属于脑,诸筋者皆属于节,诸血者皆属于心,诸气者皆属于肺,此四肢八溪[1]之朝夕也。

故人卧血归于肝,肝受血而能视,足受血而能步,掌受血而能握,指受血而能摄。卧出而风吹之,血凝于肤者为痹,凝于脉者为泣,凝于足者为厥。此三者,血行而不得反其空[2],故为痹厥也。人有大谷[3]十二分,小豁[4]三百五十四名,少十二俞,此皆卫气之所留止,邪气之所客也,针石缘而去之。

【注释】

[1] 八溪：两臂的肘、腕关节和两膝的踝、膝关节，共八处。

[2] 空：同"孔"，即孔穴，气血循行出入之所。

[3] 大谷：肌肉间大的凹陷处。

[4] 小豀：指腧穴。

【白话解】

五脏六腑之精，通过十二条经脉，上输于眼睛；所有精髓，上注于脑；所有筋脉都连于骨节；所有血液，都统属于心；所有的气，都归属于肺。四肢及八溪都是人的脉、髓、筋、血、气出入而朝夕运行的场所。

所以当人睡眠时，血归藏于肝，肝得血而濡养于眼，则能看到东西；足得到血液的滋养，就能行走；手掌得到血液的滋养，就能把握物品；手指得到血液的滋养就能持拿物品。如果刚刚睡醒就感受风邪，血液在体表的运行就会发生凝滞。其凝于肌肤导致麻木不仁的痹证；凝于经脉导致血液运行滞涩；凝于足部的导致下肢厥冷。这三种情况，都是由于气血运行不能达到某些孔穴，所以造成痹厥等症。人身有大的肌肉凹陷十二处，腧穴三百五十四处，这里面减除了十二脏腑各自的腧穴数目。这些都是卫气所到而留止的地方，也是邪气容易侵犯之处，循着这些部位施以针石治疗，可以祛除邪气。

【按语】

本段讨论脉、髓、筋、血、气与脏腑组织的关系，以及血的生理功能。

# 异法方宜论篇第十二

黄帝问曰：医之治病也，一病而治各不同，皆愈何也？岐伯对曰：地势使然也。

故东方之域，天地之所始生也，鱼盐之地，海滨傍水，其民食鱼而嗜咸，皆安其处，美其食。鱼者使人热中，盐者胜血，故其民皆黑色疏理，其病皆为痈疡，其治宜砭石。故砭石者，亦从东方来。

西方者，金玉之域，沙石之处，天地之所收引也，其民陵居而多风，水土刚强，其民不衣而褐荐，其民华食而脂肥，故邪不能伤其形体，其病生于内，其治宜毒药。故毒药者，亦从西方来。

北方者，天地所闭藏之域也，其地高陵居，风寒冰冽，其民乐野处而乳食，脏寒生满病，其治宜灸焫。故灸焫者，亦从北方来。

南方者，天地所长养，阳之所盛处也，其地下，水土弱，雾露之所聚也，其民嗜酸而食胕，故其民皆致理而赤色，其病挛痹，其治宜微针。故九针者，亦从南方来。

中央者，其地平以湿，天地所以生万物也众，其民食杂而不劳，故其病多痿厥寒热，其治宜导引按跷，故导引按跷者，亦从中央出也。

故圣人杂合以治，各得其所宜，故治所以异而病皆愈者，得病之情，知治之大体也。

【白话解】

黄帝问道：对于某一疾病，医生用不同的方法都能治好，这是什么原因呢？岐伯回答说：这是由于地理环境不同而治法各有所宜的缘故。

东方是天地之气始生之处，气候温和，盛产鱼盐，靠海傍水。当地的人们喜欢吃鱼和咸味的东西，居处安定，食物鲜美。因多食鱼，故使热积于中，过食咸味，易伤血液。所以，这个地方的人们，皮肤颜色较黑，肌肉纹理较疏松，而易得痈肿疮疡一类的疾病，治疗宜用砭石刺出脓血。因此，用砭石治疗疾病的方法是从东方传来的。

西方地处高原而多山，盛产金玉，地多沙石，气候干燥多风，为天地之气所收引敛聚之处。人民依山陵而居，水土之性刚强，人们以毛布为衣，细草为席，食用肥美多脂的肉类，故形体比较丰腴肥胖，抗拒外邪的能力较强，故病多从内生，治疗宜于内服药物。因此，用药物治疗疾病的方法是西方传来的。

北方气候寒冷，为天地之气所闭藏之处。地势高，人们依山陵而居住，经常处于凛冽寒风之中，人们过着游牧生活，经常处于旷野之中，吃的多为乳类食品，故内脏寒冷，容易发生胀满之类的疾病，治疗多用艾火灸烤。因此，灸焫治病的方法是从北方传来的。

南方气候炎热，阳气隆盛，为天地之气盛长繁茂之处，其地势低下潮湿，尤多雾露。人们喜欢吃酸味及发酵的食物，所以他们的腠理致密而色赤，多发生筋脉拘急、肢体痹痛的疾病，治疗宜用小针针刺。因此，九针治疗的方法是从南方传来的。

中央地区，气候温和湿润，地势平坦，适于万物生长，物产丰富，食品种类较多，人们生活安逸，故多患四肢痿弱、厥逆寒热等病，治疗宜用导引、按摩的方法，活动肢体，宣通阳气。因此，导引、按摩的方法是从中央传来的。

所以，高明的医生应该综合掌握多种不同治疗方法，并因地、因时、因人制宜，灵活应用，之所以采用不同的治疗方法都能治愈疾病，是因为医生能了解疾病的具体情况，掌握了适宜的治疗大法。

【按语】

本段在论述五方地理形势及由之引致的气候、物产、风俗差异之后，进一步说明在不同地理环境下，人群的体质特点和发病情况，指出其所适宜的治疗方法。

# 移精变气论篇第十三（节选）

黄帝问曰：余闻古之治病，惟其移精变气，可祝由而已。今世治病，毒药治其内，针石治其外，或愈或不愈，何也？

岐伯对曰：往古人居禽兽之间，动作以避寒，阴居以避暑，内无眷慕之累，外无伸宦之形，此恬憺之世，邪不能深入也。故毒药不能治其内，针石不能治其外，故可移精祝由而已。当今之世不然，忧患缘其内，苦形伤其外，又失四时之从，逆寒暑之宜，贼风数至，虚邪朝夕，内至五脏骨髓，外伤空窍肌肤，所以小病必甚，大病必死，故祝由不能已也。

【白话解】

黄帝问道：我听说远古时代，只要转移患者的思想精神，用"祝由"的方法就可以治愈疾病。现在治疗疾病，要用药物治其内，针石治其外，疗效还是有好有坏，这是什么缘故呢？

岐伯回答说：古时候的人居处在野外，与禽兽同居，通过在野外活动身躯以祛除寒冷，寻找阴凉的地方以避免暑热，内心没有眷恋羡慕的情志牵挂，在外没有奔走求官的劳累形役，处于宁静安详、不谋权势、精神恬淡的环境之中，邪气是不可能深入侵犯的，所以既不须药物治其内，也不须针石治其外。发生了疾病，亦只要转移患者的精神，用祝由的方法就可以治好。现在的人，内心为忧患所牵累，外形为劳苦所役使，又不能顺应四时气候及寒暑的变化，因而常常遭受虚邪贼风的侵犯。由于正气不足，外邪乘虚侵袭，内犯五脏骨髓，外伤孔窍肌肤，因而轻病必重，重病必死，再用祝由的方法治疗就没有效果了。

【按语】

　　本段通过对古今之人用"祝由"方法治疗疾病的效果，说明精神因素对疾病的影响。

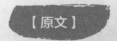

　　岐伯曰：治之极于一。帝曰：何谓一？岐伯曰：一者，因得之。帝曰：奈何？岐伯曰：闭户塞牖，系之病者，数问其情，以从其意，得神者昌，失神者亡。

【白话解】

　　岐伯说：诊治疾病的关键只有一个。黄帝问：那是什么呢？岐伯说：关键就是了解病情，知道致病的原因。黄帝问：怎样了解？岐伯说：选择一个安静的环境，关好门窗，与患者取得密切合作，耐心细致的询问病情，一定要让患者毫无顾虑，尽情倾诉，从而得知其中的真情，并观察患者的神色。有神气的，预后良好；没有神气的，预后不良。

【按语】

　　本段讨论神对判断疾病预后的重要性。

# 汤液醪醴论篇第十四（节选）

黄帝问曰：为五谷汤液及醪醴，奈何？岐伯对曰：必以稻米，炊之稻薪，稻米者完，稻薪者坚。帝曰：何以然？岐伯曰：此得天地之和，高下之宜，故能至完；伐取得时，故能至坚也。

帝曰：上古圣人作汤液醪醴，为而不用，何也？岐伯曰：自古圣人之作汤液醪醴者，以为备耳。夫上古作汤液，故为而弗服也。中古之世，道德稍衰，邪气时至，服之万全。帝曰：今之世不必已何也。岐伯曰：当今之世，必齐毒药攻其中，镵石针艾治其外也。

【白话解】

黄帝问道：用五谷来做成汤液及醪醴，应该怎样？岐伯回答说：必须要用稻米作原料，以稻秆作燃料，因为稻米之气完备，稻秆又很坚劲。黄帝问道：何以见得？岐伯说：稻禀天地之和气，生长于高下适宜的地方，所以得气最完备；收割在秋时，故其秆坚实。

黄帝道：上古时代的医生，制成汤液和醪醴，虽然制好，却备在那里不用，这是什么道理？岐伯说：上古时代的医生，做好的汤液和醪醴，是以备万一的。因为上古之世，人们身心健康，很少疾病，所以虽制成了汤液，还是放在那里不用的。到了中古时代，养生之道稍衰，人们的身心比较虚弱，外界邪气时常能够乘虚伤人，但只要服些汤液醪醴，病就可以好转。黄帝道：现在的人，虽然服了汤液醪醴，而病情不一定好转，这是什么原因呢？岐伯说：现在的人和中古时代又不同了，因为养生不当，一旦发病,必定要用药物内服,砭石、针灸外治,才能痊愈。

【按语】

本段讨论汤液醪醴的制作方法,以及古今之人服用汤液醪醴治病的效果,说明养生的重要性。

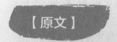

【原文】

帝曰:形弊血尽而功不立者何? 岐伯曰:神不使也。帝曰:何谓神不使? 岐伯曰:针石,道也。精神不进,志意不治,故病不可愈。今精坏神去,荣卫不可复收。何者? 嗜欲无穷,而忧患不止,精气弛坏,营泣卫除,故神去之而病不愈也。

【白话解】

黄帝道:病情发展到形体衰败、气血竭尽的地步,治疗没有办法见效,是什么原因? 岐伯说:这是因为患者的神气,已经不能发挥应有的作用。黄帝道:什么叫作神气不能发生应有的作用? 岐伯说:针石治病,不过是一种方法而已。现在患者的神气已经散越,意识已经散乱,纵然有好的方法,神气不起应有的作用,病情就不能好转。况且患者的严重情况,是已经达到精神败坏,神气离去,营卫不可以再恢复的地步了。为什么病情会发展到这样的地步呢? 由于不懂得养生之道,嗜好欲望没有穷尽,忧愁患难没有止境,以致于精气败坏,荣血枯涩,卫外功能消退,所以神气失去应有的作用,对所有的治疗都失去反应,当然他的病情就难于好转了。

【按语】

本段强调神气的存亡得失是疾病预后好坏的关键。

# 诊要经终论篇第十六（节选）

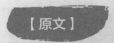

【原文】

黄帝问曰：诊要何如？岐伯对曰：正月二月，天气始方，地气始发，人气在肝。三月四月，天气正方，地气定发，人气在脾。五月六月，天气盛，地气高，人气在头。七月八月，阴气始杀，人气在肺。九月十月，阴气始冰，地气始闭，人气在心。十一月十二月，冰复，地气合，人气在肾。

【白话解】

黄帝问道：诊病的关键是什么？岐伯回答说：关键在天、地、人相互之间的关系。如正月、二月，天气开始生发，地气开始萌动，在人体肝主生发，所以其气在肝；三月、四月，天气正是上升的时候，地气华茂而欲结实，人体脾主输布水谷精微，营养四肢，故其气在脾；五月、六月，天气升到极盛，地气亦随之上升，头居人体上部，故其气在头；七月、八月，阴气开始发生肃杀的现象，在人体肺主清肃，故其气在肺；九月、十月，阴气渐盛，开始冰冻，地气也随着闭藏，在人体心居中部，象征阳气潜藏于内，故其气在心；十一月、十二月，冰冻更甚而阳气伏藏，地气闭密，在人体肾居下，主闭藏，故其气在肾。

【按语】

本段说明五脏与天地四时的通应关系。

# 脉要精微论篇第十七（节选）

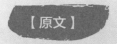
　　夫精明五色者，气之华也。赤欲如帛裹朱，不欲如赭；白欲如鹅羽，不欲如盐；青欲如苍璧之泽，不欲如蓝；黄欲如罗裹雄黄，不欲如黄土；黑欲如重漆色，不欲如地苍。五色精微象见矣，其寿不久也。

　　夫精明者，所以视万物，别白黑，审短长。以长为短，以白为黑，如是则精衰矣。

【白话解】

　　目睛的神采和面部的五色，是五脏精气的外华。就面部五色而言，红色应该像白绢裹着朱砂一样，红润而有光泽，而不应该像代赭石那样紫黯而无光泽；白色应该像鹅的羽毛一样白而脂润有泽；而不应该像盐那样白而暴露枯槁；青色应该像苍璧一样润泽，而不应该像靛青那样青而枯暗；黄色应该像绫罗裹着雄黄一样黄而隐隐，而不应该像黄土那样黄而干枯；黑色应该像重漆一样明润，而不应该像地面尘土那样枯槁晦黯。如果五色暴露而不含蓄，又无光泽，就是五脏精气外泄的现象，寿命就不会久长。

　　以眼睛及其视觉功能而言，如果五脏精气充足，则眼睛有神采，能够准确地观察万物、分辨黑白、区分长短。如果将长看作短，将白色看作黑色，表明人的精气已经衰竭了。

【按语】

　　本段讨论望诊的原理及五色的善恶。

五脏者,中之守也。中盛脏满,气盛伤恐者,声如从室中言,是中气之湿也;言而微,终日乃复言者,此夺气也;衣被不敛,言语善恶,不避亲疏者,此神明之乱也;仓廪不藏者,是门户不要也;水泉不止者,是膀胱不藏也。得守者生,失守者死。

【白话解】

五脏是人体精气的藏守之处。如果见到脘腹胀满、情绪易怒或惊恐,说话的声音重浊而不清亮,好像从密室中发出的那样,是中焦受湿邪壅阻气机失畅,是肝胆的病候;如果言语的声音微弱,说话重复,或者良久才说一句话,是气虚,是肺失守的病候;如果患者衣冠不整,不懂羞耻,言语好坏不分,又不避亲疏远近,是精神错乱的表现,亦是心失守的病候;如果肠胃不能受纳饮食水谷,大便泄泻不止,是肛门失去约束功能,是脾失守的病候;如果小便失禁,是膀胱不能贮藏津液,是肾失守的病候。五脏能够守藏精气,那么虽然有病,也有好转和痊愈的希望;相反,若五脏不能守藏精气,就难免会死亡。

【按语】

本段通过声音及大小便情况了解五脏的功能。

夫五脏者,身之强也。头者精明之府,头倾视深,精神将夺矣。背者胸中之府,背曲肩随,府将坏矣。腰者肾之府,转摇不能,肾将惫矣;膝者筋之府,屈伸不能,行则偻附,筋将惫矣;骨者髓之府,不能久立,行则振掉,骨将惫矣。得强则生,失强则死。

【白话解】

五脏精气充沛,是身体强健的根本。头,是精气神聚集的地方,所以称为精明之府,如果见到头低垂不能抬举,前倾若视深物之状,表明精气神明将耗夺;肩背,是构成胸腔的主要支架,所以称为胸中之府。如果背部弯曲,双肩无力下垂,表明胸中之心肺将败坏;腰部,是肾脏所处的地方,所以称为肾之府。腰身不能转动,表明肾之精气将要衰竭;膝部,是筋脉会聚的地方,所以称为筋之府。膝部不能屈伸,行走时躯体弯曲佝偻,附物而行,表明筋及其所主的肝将衰竭;骨骼,是骨髓所藏之处,所以称为髓之府,如果不能长时间地站立,行走时摇晃不稳,表明骨及其所主之肾之精气即将衰败。形体强壮,表明五脏精气未衰,虽然有病,预后也良好;而形体极度困惫衰弱,说明五脏精气衰败,就有死亡的可能。

【按语】

本段通过患者表现出来的病理性动态特征及一些强迫体位了解五脏功能的强弱。

阴盛则梦涉大水恐惧,阳盛则梦大火燔灼,阴阳俱盛则梦相杀毁伤;上盛则梦飞,下盛则梦堕;甚饱则梦予,甚饥则梦取;肝气盛则梦怒,肺气盛则梦哭;短虫多则梦聚众,长虫多则梦相击毁伤。

【白话解】

阴气过盛之人,会梦见去渡水而心中恐惧;阳气过盛之人,会梦见大火焚烧;阴阳俱盛之人,会梦见互相残杀而毁坏受伤;上部气盛之人,会梦见向上飞行;下部气盛之人,会梦见向下坠落;腹中过饱之人,会梦见送物与人;腹中过饥之人,会梦见夺取他人之物;肝气过盛之人,会在梦中发怒;肺气过盛之人,会在梦中哭泣;腹中蛲虫过多,会梦见众人聚集在一起;蛔虫过多,则会梦见有人在互相殴斗并造成毁伤。

【按语】

本段讨论人体阴阳盛衰不同,五脏虚实病变各异,而可发生不同的梦境。

# 平人气象论篇第十八（节选）

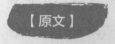

平人之常气禀于胃，胃者平人之常气也，人无胃气曰逆，逆者死。

【白话解】

健康人的正气来源于胃，胃为水谷之海，乃人体气血生化之源，所以胃气为健康人之常气。人若没有胃气，就是危险的现象，甚者可造成死亡。

【按语】

本段讨论胃气的重要性。

# 玉机真脏论篇第十九（节选）

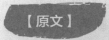
是故风者百病之长也，今风寒客于人，使人毫毛毕直，皮肤闭而为热，当是之时，可汗而发也；或痹不仁肿痛，当是之时，可汤熨及火灸刺而去之。弗治，病入舍于肺，名曰肺痹，发欬上气。弗治，肺即传而行之肝，病名曰肝痹，一名曰厥，胁痛出食，当是之时，可按若刺耳。弗治，肝传之脾，病名曰脾风，发瘅，腹中热，烦心出黄，当此之时，可按可药可浴。弗治，脾传之肾，病名曰疝瘕，少腹冤热而痛，出白，一名曰蛊，当此之时，可按可药。弗治，肾传之心，病筋脉相引而急，病名曰瘈，当此之时，可灸可药。弗治，满十日，法当死。肾因传之心，心即复反传而行之肺，发寒热，法当三岁死，此病之次也。

然其卒发者，不必治于传，或其传化有不以次，不以次入者，忧恐悲喜怒，令不得以其次，故令人有大病矣。因而喜大虚则肾气乘矣，怒则肝气乘矣，悲则肺气乘矣，恐则脾气乘矣，忧则心气乘矣，此其道也。

【白话解】

风邪为导致多种疾病的重要原因，因而称为百病之长。风寒之邪侵犯人体，首先使人毫毛竖立，皮肤毛孔闭塞，发热无汗，此时可用发汗的方法祛除邪气；如果邪气进一步侵犯络脉及肌肤，可导致麻痹不仁或肿痛等症状，此时可用热敷及火罐、艾灸、针刺等方法来治疗。如果不及时治疗，病气向内传到肺，称作肺痹，出现咳嗽气喘等症状；如没有及时治疗，因为肺金克肝木，病气可进一步传变到肝，称为肝厥，可出现胁痛、呕吐等症状，此时可用按摩、针刺等方法治疗；如没有及时治疗，肝木克脾土，病气传行到脾，叫作脾风，导致黄疸、腹中热、心烦、小便黄等症状，此时，可用按摩、药物或热汤沐浴等方法；如还没有及时治疗，病气就会传行到肾，称为疝瘕，小腹烦热疼痛，小便色白而混浊，又称为蛊病，此时可用按摩或药物治疗；如还没有及时治疗，病气由肾传心，导致筋脉牵引拘挛，称为瘛病，此时可用艾灸或药物治疗；如还没有及时治疗，十天之后，就会死亡。倘若病气由肾传到心，从心又再复传到疾病时的肺，出现恶寒发热，那么按一般规律，三天就会死亡，这是疾病传变的一般次序。

但突然发生的疾病，就不必拘泥于上面提到的相传次序而治疗。有些疾病的传变也不遵循这个次序，如忧、恐、悲、喜、怒等情志之病，病邪就不会依照这个次序相传，所以能够突然起病，发病后病情很快就非常严重。例如过喜伤心，心气不足，肾气乘虚加重克制它；过怒使肝气横逆，就会加剧对脾土的克制；过于悲伤，使肺气加剧对肝木的克制；过于惊恐伤肾，脾土乘虚加重克制它；忧愁太过，消耗肺气，心气乘虚加剧克制它；这是五志过激导致的疾病，病气不以一般次序传变。

【按语】

本段讨论外邪由表入里的传变规律，提示早期治疗的重要性，也讨论了五志过激导致的疾病传变规律。

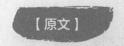

【原文】

凡治病，察其形气色泽，脉之盛衰，病之新故，乃治之，无后其时。形气相得，谓之可治；色泽以浮，谓之易已；脉从四时，谓之可治；脉弱以滑，是有胃气，命曰易治，取之以时。形气相失，谓之难治；色夭不泽,谓之难已;脉实以坚,谓之益甚;脉逆四时,为不可治。必察四难,而明告之。

【白话解】

　　大凡治病,必先诊察病人形体的强弱,神气之有无,色泽的荣枯,脉象的虚实,病程的长短,然后及时治疗,不能错过时机。病人形体与神气相称,是可治之证;面色光润鲜明,病亦易愈;脉搏与四时相适应,亦为可治;脉来弱而流利,是有胃气的现象,病亦易治,必须抓紧时间,进行治疗。形体与神气不相一致,是难治之证;面色枯槁,没有光泽,病亦难愈;脉实而坚硬,缺少和缓之象,是胃气衰弱,病情必然加重;脉与四时变化相违背,病变也难于治疗。必须仔细审察这四种难治之证,清楚地告诉病家。

【按语】

　　本段讨论观察形气色脉预测治疗难易,提倡"无后其时"的早期诊断、早期治疗的思想。

【原文】

　　余闻虚实以决死生,愿闻其情。岐伯曰:五实死,五虚死。帝曰:愿闻五实五虚。岐伯曰:脉盛、皮热、腹胀、前后不通、闷瞀[11],此谓五实;脉细、皮寒、气少、泄利前后、饮食不入,此谓五虚。帝曰:其时有生者何也? 岐伯曰:浆粥入胃,泄注止,则虚者活;身汗得后利,则实者活。此其候也。

**【注释】**

[1] 闷瞀: 即胸中郁闷, 眼目昏花。

**【白话解】**

我听说根据虚实的病情可以判断死生, 希望告诉我其中的道理! 岐伯说: 五实死, 五虚亦死。黄帝问: 请问什么叫作五实、五虚? 岐伯说: 脉盛是心实, 皮热是肺实, 腹胀是脾实, 二便不通是肾实, 闷瞀是肝实, 这就是五脏邪气过盛的实证。脉细是心气不足, 皮寒是肺气不足, 气少是肝气不足, 泄利前后是肾气不足, 饮食不入是脾气不足, 这叫作五虚。黄帝问: 五实、五虚, 有时也有痊愈的, 又是什么道理? 岐伯说: 如果能够进食粥浆, 使胃气慢慢地恢复, 大便泄泻停止, 则五虚证也可以痊愈。若原来身热无汗, 而现在能汗出, 原来二便不通, 而现在大小便通利了, 则五实证也可以痊愈。这就是五虚、五实能够痊愈的机转。

**【按语】**

本段讨论五虚、五实的临床表现及其预后, 提出了重视胃气的学术思想。

# 三部九候论篇第二十（节选）

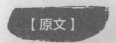

天地之至数，始于一，终于九焉。一者天，二者地，三者人，因而三之，三三者九，以应九野。故人有三部，部有三候，以决死生，以处百病，以调虚实，而除邪疾。

【白话解】

天地自然间无限的事物，都可以用数理来认识。天地之数从一开始，到九终止。一是奇数为阳，代表天；二是偶数为阴，代表地；人生天地之间，故以三代表人。天地人又可各分为三，三三为九，以大地的九州九野相应。所以人身有上中下三部，每部又各有三处候诊的脉搏，切诊这些部位的脉象，可以判断疾病的预后，应对各种疾病，从而采取恰当的治疗措施调整虚实证候，祛除病邪。

【按语】

本段取法自然，确立三部九候诊脉部位。

# 经脉别论篇第二十一（节选）

　　黄帝问曰：人之居处动静勇怯，脉亦为之变乎？岐伯对曰：凡人之惊恐恚劳动静，皆为变也。是以夜行则喘出于肾，淫气病肺。有所堕恐，喘出于肝，淫气害脾。有所惊恐，喘出于肺，淫气伤心。度水跌仆，喘出于肾与骨，当是之时，勇者气行则已，怯者则着而为病也。故曰：诊病之道，观人勇怯、骨肉皮肤，能知其情，以为诊法也。

　　故饮食饱甚，汗出于胃。惊而夺精，汗出于心。持重远行，汗出于肾。疾走恐惧，汗出于肝。摇体劳苦，汗出于脾。故春秋冬夏，四时阴阳，生病起于过用[1]，此为常也。

【注释】

　　[1] 过用：指七情、劳力、饮食及四时气候等过度异常，而为致病的原因。

【白话解】

　　黄帝问道：人们的居住环境、活动、安静、勇敢、怯懦有所不同，其经脉血气也随着变化吗？岐伯回答说：人在惊恐、恚怒、劳累、活动或安静的情况下，经脉血气都会受到影响而发生变化。所以夜间远行劳累，就会扰动肾气，使肾气不能闭藏而外泄，则气喘出于肾脏，其偏胜之气就会侵犯肺脏。若因坠堕而受到恐吓，就会扰动肝气，而喘出于肝，其偏胜之气就会侵犯脾脏。或有所惊恐，惊则神越气乱，扰动肺气，喘出于肺，其偏胜之气就会侵犯心脏。渡水而跌仆，跌仆伤骨，肾主骨，水湿之气通于肾，致肾气和骨气受到扰动,气喘于肾和骨。在这种情况下,身体强盛的人,气血畅行,不会出现什么病变;身体虚弱的人,气血留滞,就会发生病变。所以说:诊察疾病,观察病人的体质的强弱及骨骼、肌肉、皮肤等形态的变化,便能了解病情,并以此作为诊病的方法。

在饮食过饱的时候,食气蒸发而汗出于胃。惊可使神气浮越,心气受伤而汗出于心。持重物远行的时候,骨劳气越,肾气受伤而汗出于肾。快走而恐惧的时候,由于快走伤筋,恐惧伤魂,肝气受伤而汗出于肝。劳力过度的时候,由于脾主肌肉四肢,则脾气受伤而汗出于脾。春、夏、秋、冬四季阴阳的变化都有一定的规律,人体发生疾病的原因,就是四时气候、饮食、情志、劳作等因素超越常度,这就是发病的普遍规律。

【按语】

本段讨论情志、劳逸过用导致经脉气血失常,五脏功能紊乱所致病变,提出"生病起于过用"的发病观,提示养生必须避免各种致病因素的过用。

# 脏气法时论篇第二十二（节选）

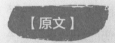

**【原文】**

黄帝问曰：合人形以法四时五行而治，何如而从？何如而逆？得失之意，愿闻其事。岐伯对曰：五行者，金木水火土也，更贵更贱，以知死生，以决成败，而定五脏之气，间甚之时，死生之期也。

帝曰：愿卒闻之。岐伯曰：肝主春，足厥阴少阳主治，其日甲乙，肝苦急，急食甘以缓之。心主夏，手少阴太阳主治，其日丙丁，心苦缓，急食酸以收之。脾主长夏，足太阴阳明主治，其日戊己，脾苦湿，急食苦以燥之。肺主秋，手太阴阳明主治，其日庚辛，肺苦气上逆，急食苦以泄之。肾主冬，足少阴太阳主治，其日壬癸，肾苦燥，急食辛以润之。开腠理，致津液，通气也。

**【白话解】**

黄帝问道：按照自然界四时五行的变化规律，结合人体五脏之气的具体情况诊治疾病，怎样才是顺从了自然规律，怎样又是违背了自然规律？我想了解关于这方面的情况。岐伯回答说：五行，就是金、木、水、火、土，五行与四时有配合通应关系，表现为相互制约的盛衰变化，通过这种配属关系和变化，可以测知疾病的轻重预后，分析治疗的效果，并能确定五脏之气的盛衰、疾病安危的变化，以及死生的时间。

黄帝说：我想听你详尽地讲一讲。岐伯说：肝属木，最旺盛的季节为春季，肝与胆互为表里，所以春天是足厥阴肝和足少阳胆作为主治的时间。天干中的甲乙在五行中和木相应，足少阳胆主甲木，足厥阴肝主乙木，所以肝胆主旺之日为甲乙；肝的特性喜调达，不喜拘急，甜味能缓解拘急，如发生相关疾病，应该马上吃些甜味的药食来缓和。心属火，最旺盛的季节为夏季，心与小肠为表里，夏天是手少阴心和手太阳小肠主治的时间；天干中的丙丁在五行中和火相应，手少阴心主丁火，手太阳小肠主丙火，所以心与小肠的旺日为丙丁；心在志为喜，喜则气缓，心气缓则心气虚而散，酸味能收敛，如发生相关疾病，应该马上吃酸味药食来收敛。脾属土，最旺盛的季节为长夏（六月），脾与胃为表里，长夏是足太阴脾和足阳明胃主治的时间；天干中的戊己在五行中和土相应，太阴脾主己土，阳明胃主戊土，所以脾与胃的旺日为戊己；脾性喜燥恶湿，湿盛则伤脾，苦味能燥湿，如发生相关疾病，应该马上吃苦味药食燥其湿。肺属金，最旺盛的季节为秋季；肺与大肠为表里，秋天是手太阴肺和手阳明大肠主治的时间；天干中的庚辛在五行中和金相应，手太阴肺主辛金，手阳明大肠主庚金，所以肺与大肠的旺日为庚辛；肺主气，性质清肃，如果气机上逆容易导致肺病，苦味能泄降，如发生相关疾病，应该马上吃苦味药食宣泄肺气。肾属水，最旺盛的季节为冬季，肾与膀胱为表里，冬天是足少阴肾与足太阳膀胱主治的时间；天干中的壬癸在五行中和水相应，足少阴肾主癸水，足太阳膀胱主壬水，所以肾与膀胱的旺日为壬癸；肾为水脏，喜润而恶燥，辛味能散，使水液散布全身，如发生相关疾病，应该马上吃辛味药食使干燥症状得以缓解。总之，用五味治疗五脏，是为了开发腠理，用发汗法祛除病邪；或者是为了蒸化津液润泽营养全身；或者是为了使五脏之气得以宣通。

【按语】

本段根据五脏与四时、五味的关系说明五脏"所苦"及其运用五味治疗的方法。

病在肝,愈于夏,夏不愈,甚于秋,秋不死,持于冬,起于春,禁当风。肝病者,愈在丙丁,丙丁不愈,加于庚辛,庚辛不死,持于壬癸,起于甲乙。肝病者,平旦慧[1],下晡[2]甚,夜半静。肝欲散,急食辛以散之,用辛补之,酸泻之。

病在心,愈在长夏,长夏不愈,甚于冬,冬不死,持于春,起于夏,禁温食热衣。心病者,愈在戊己,戊己不愈,加于壬癸,壬癸不死,持于甲乙,起于丙丁。心病者,日中慧,夜半甚,平旦静。心欲耎,急食咸以耎之,用咸补之,甘泻之。

病在脾,愈在秋,秋不愈,甚于春,春不死,持于夏,起于长夏,禁温食饱食、湿地濡衣。脾病者,愈在庚辛,庚辛不愈,加于甲乙,甲乙不死,持于丙丁,起于戊己。脾病者,日昳[3]慧,日出甚,下晡静。脾欲缓,急食甘以缓之,用苦泻之,甘补之。

病在肺,愈在冬,冬不愈,甚于夏,夏不死,持于长夏,起于秋,禁寒饮食寒衣。肺病者,愈在壬癸,壬癸不愈,加于丙丁,丙丁不死,持于戊己,起于庚辛。肺病者,下晡慧,日中甚,夜半静。肺欲收,急食酸以收之,用酸补之,辛泻之。

病在肾,愈在春,春不愈,甚于长夏,长夏不死,持于秋,起于冬,禁犯焠㶼热食、温炙衣[4]。肾病者,愈在甲乙,甲乙不愈,甚于戊己,戊己不死,持于庚辛,起于壬癸。肾病者,夜半慧,四季[5]甚,下晡静。肾欲坚,急食苦以坚之,用苦补之,咸泻之。

【注释】

[1]慧:清爽。

[2]下晡:指申酉时,即下午五、六点钟左右。古人一日两餐,早餐称朝食、早(蚤)食,在辰时(早上七至九时),晚餐称晡食,在申时。

　　[3]日昳:昳,日偏斜,又称"日昃",指未时,即午后一至三时。

　　[4]温炙衣:即烘焙之热衣。

　　[5]四季:指一日中辰、戌、丑、未四个时辰,相当于一年四季中各季的最后一个月,按脾不专主一时,寄旺四季的理论,为脾(土)旺的时辰。

**【白话解】**

　　肝脏有病,在夏季容易痊愈,若至夏季不愈,到秋季病情就要加重;如秋季不死,至冬季病情就会维持稳定不变状态,到来年春季,病就好转,但要注意避免风邪侵袭,因风气通于肝,所以风邪特别容易侵犯肝脏。有肝病的人,痊愈在丙丁日;如果丙丁日没有痊愈,到庚辛日病情就会加重;如果庚辛日没有死亡,到壬癸日病情就会维持稳定不变状态,到了甲乙日病即好转。患肝病的人,在早晨的时候精神清爽,傍晚的时候病就加重。到半夜时便安静下来。肝木性喜条达而恶抑郁,故肝病应该立即用辛味药食疏泄散发肝脏。辛味药物能够顺应肝的发散之性,酸味药物逆于发散之性,所以说辛味能够补肝,酸味能够泻肝。

　　心脏有病,在长夏季节容易痊愈;若至长夏不愈,到了冬季病情就会加重;如果在冬季没有死亡,到了明年的春季病情就会维持稳定不变状态,到了夏季病即好转,但应该注意禁忌食用温热食物,衣服也不能穿得太暖,以免助长火热之邪。有心病的人,愈于戊己日;如果戊己日不愈,到壬癸日病就加重;如果在壬癸日不死,到甲乙日病情就会维持稳定不变状态,到丙丁日病即好转。心脏有病的人,在中午的时候神情爽慧,半夜时病就加重,早晨时便安静了。心属火,心火亢容易躁急,所以心病必须柔软,可以立即使用咸味药物柔软它。顺应心的特点用咸味药物是补心,用甜味药物违逆心的特性,是泻心。

　　脾脏有病,在秋季容易痊愈;如果秋季没有痊愈,到春季病就加重;如果在春季没有死亡,到夏季病情就会维持稳定不变状态,到长夏的时间病即好转,但应禁忌温热性食物、饮食过饱、居住环境潮湿、穿着湿衣等。脾有病的人,愈于庚辛日;如果庚辛日没有痊愈,到甲乙日加重;如果在甲乙日没有死亡,到丙丁日病情就会维持稳定不变状态,到了戊己日病即好转。脾有病的人,在午后的时间精神清爽,日出时病就加重,傍晚时便安静了。脾脏的功能为柔软和缓,如果有病,应该立即用甜味药物缓和。顺应脾的特点用甜味药物是补脾,用苦味药则是泻脾。

肺脏有病,在冬季容易痊愈;如果冬季没有痊愈,到夏季病情就会加重;如果在夏季没有死亡,到长夏时病情就会维持稳定不变状态,到了秋季病即好转,但应禁忌寒冷饮食,穿着不能太单薄。肺有病的人,愈于壬癸日;如果在壬癸日不愈,到丙丁日病就加重;如果在丙丁日没有死亡,到戊己日病情就会维持稳定不变状态,到了庚辛日,病即好转。肺有病的人,傍晚的时候精神爽慧,到中午时病就加重,到半夜时就安静了。肺气宜收,病肺气上逆,应该立即食酸味药物来收敛肺气。用酸味顺其性是补肺,用辛味药物发散逆其性是泻肺。

肾脏有病,容易在春季治愈;如果春季没有痊愈,到长夏时病情就加重;如果在长夏没有死亡,到秋季病情就会维持稳定不变状态,到冬季病即好转,但应禁食火烤、油煎及过热的食物,避免穿着经火烘烤过的衣服。肾有病的人,愈于甲乙日;如果在甲乙日不愈,到戊己日病就加重;如果在戊己日没有死亡,到庚辛日病情就会维持稳定不变状态,到壬癸日病即好转。肾有病的人,在半夜的时候精神爽慧,在一天当中辰(早7到9点)、戌(晚7到9点)、丑(夜1到3点)、未(下午1到3点)四个时辰病情加重,在傍晚时便安静了。肾主闭藏,肾精应该坚固闭藏于内,所以肾精外泄,应该立即食苦味药物来坚固它。顺应肾的特点用苦味药物是补法,用咸味逆其性是泻法。

【按语】

本段根据五脏与四时、五味的关系说明五脏"所苦"及其运用五味治疗的方法。讨论了五脏病的传变规律及五味补泻法则。

肝色青,宜食甘,粳米牛肉枣葵皆甘。心色赤,宜食酸,小豆犬肉李韭皆酸。肺色白,宜食苦,麦羊肉杏薤皆苦。脾色黄,宜食咸,大豆豕肉栗藿皆咸。肾色黑,宜食辛,黄黍鸡肉桃葱皆辛。辛散,酸收,甘缓,苦坚,咸㤄。

毒药攻邪,五谷[1]为养,五果[2]为助,五畜[3]为益,五菜[4]为充,气味合而服之,以补精益气。此五者,有辛酸甘苦咸,各有所利,或散或收,或缓或急,或坚或㤄,四时五脏,病随五味所宜也。

【注释】

[1]五谷:泛指粮食类。王冰注:"粳米、小豆、麦、大豆、黄黍也。"

[2]五果:泛指多种水果和干果。王冰注:"桃、李、杏、栗、枣也。"

[3]五畜:泛指多种家禽及家畜。王冰注:"牛、羊、豕、犬、鸡也。"

[4]五菜:泛指多种蔬菜。王冰注:"葵、藿、薤、葱、韭也。"

【白话解】

肝与青色相通应,肝有病适宜吃甜味食品,如粳米、牛肉、枣、葵菜都属丁甜味食品。心与红色相通应,心有病适宜吃酸味食品,如小豆、犬肉、李子、韭菜都属于酸味食品。肺与白色相通应,肺有病适宜吃苦味食品,如小麦、羊肉、杏、野蒜都属于苦味食品。脾与黄色相通应,脾有病适宜吃咸味食品,如大豆、猪肉、栗子、豆叶都属于咸味食品。肾与黑色相通应,肾有病适宜吃辛味食品,如黄小米、鸡肉、桃子、葱都属于辛味食品。五味的功用:辛味能发散,酸味能收敛,甘味能缓和,苦味能干燥和坚固,咸味能软化坚结。

凡是药物都是用来攻逐病邪的,五谷用来营养身体,五果是辅助营养品,五畜之肉用来补益身体,五菜用来补充食品营养不足。将谷肉果菜的气味适当调和后服食，可以补益精气。这五类食物，各有辛、酸、甘、苦、不同的气味，作用也各不同，各自对某一脏气有利，或有发散作用，或有收敛作用，或有缓和作用，或有加强作用，或有燥坚作用，或有软化作用。在运用的时候，要根据春、夏、秋、冬四时和五脏之气的盛衰及苦欲等具体情况，恰当地选择利用药物食物的五味属性。

【按语】

本段讨论谷肉果菜的营养作用以及四时五脏的五味调摄。

# 宣明五气篇第二十三（节选）

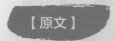

【原文】

五味所入：酸入肝，辛入肺，苦入心，咸入肾，甘入脾，是谓五入。

【白话解】

饮食五味进入胃中后，其气各归其所喜的五脏。酸味入于肝，辛味入于肺，苦味入于心，咸味入于肾，甘味入于脾，这就是五味入五脏的一般规律。

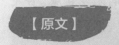

【原文】

五脏所恶：心恶热，肺恶寒，肝恶风，脾恶湿，肾恶燥，是谓五恶。

【白话解】

人体五脏各有所厌恶。心厌恶热，肺厌恶寒，肝厌恶风，脾厌恶湿，肾厌恶燥，这就是所说的五恶。

五脏化液:心为汗,肺为涕,肝为泪,脾为涎,肾为唾,是谓五液。

【白话解】

五脏化生的液体。心化生的液体为汗,肺化生的液体为涕,肝化生的液体为泪,脾化生的液体为涎,肾化生的液体为唾。这是五脏化生的五液。

五味所禁:辛走气,气病无多食辛;咸走血,血病无多食咸;苦走骨,骨病无多食苦;甘走肉,肉病无多食甘;酸走筋,筋病无多食酸。是谓五禁,无令多食。

【白话解】

人体某些疾病对五味各有所禁忌。辛味走气容易耗伤气机,气病不可多食辛味;咸味走血能使血行凝滞,血病不可多食咸味;苦味走骨容易助心火抑肾水,肾主骨,所以骨病不可多食苦味;甜味走肉,多食容易导致肌肉壅满,所以肉病不可多食甜味;酸味走筋,多食则筋脉拘急,故筋病不可多食酸味。这就是五味的禁忌。

五脏所主：心主脉，肺主皮，肝主筋，脾主肉，肾主骨，是谓五主。
五脏所藏：心藏神，肺藏魄，肝藏魂，脾藏意，肾藏志，是谓五脏所藏。

【白话解】

五脏所主五体。心与脉相关联，肺与皮相关联，肝与筋相关联，脾与肉相关联，肾与骨相关联，这就是所说的"五主"。

五脏各有所藏。心主管并蕴藏神，肺主管并蕴藏魄，肝主管并蕴藏魂，脾主管并蕴藏意，肾主管并蕴藏志，这就是所说的五脏所藏。

【原文】

五劳所伤：久视伤血，久卧伤气，久坐伤肉，久立伤骨，久行伤筋，是谓五劳所伤。

【白话解】

五种过度的劳作可以耗伤人体。用眼过度伤血，久卧不起伤气，久坐不动伤肉，长久站立伤骨，长久行走伤筋。这就是五劳所伤。

【按语】

以上六段运用五行学说归纳、阐释人体生理、病理以及诊断、治疗的各种问题。

# 血气形志篇第二十四（节选）

　　夫人之常数，太阳常多血少气，少阳常少血多气，阳明常多气多血，少阴常少血多气，厥阴常多血少气，太阴常多气少血，此天之常数。

　　足太阳与少阴为表里，少阳与厥阴为表里，阳明与太阴为表里，是为足阴阳也。手太阳与少阴为表里，少阳与心主为表里，阳明与太阴为表里，是为手之阴阳也。今知手足阴阳所苦，凡治病必先去其血，乃去其所苦，伺之所欲，然后泻有余，补不足。

【白话解】

　　人身各条经脉气血的多少有一定的规律。如太阳经常多血少气，少阳经常少血多气，阳明经常多气多血，少阴经常少血多气，厥阴经常多血少气，太阴经常多气少血，这是先天禀赋的正常数量。

　　足太阳膀胱经与足少阴肾经为表里，足少阳胆经与足厥阴肝经为表里，足阳明胃经与足太阴脾经为表里。这是足三阳经和足三阴经之间的表里配合关系。手太阳小肠经和手少阴心经为表里，手少阳三焦经与手厥阴心包经为表里，手阳明大肠经与手太阴肺经为表里，这是手三阳经和手三阴经之间的表里配合关系。掌握了手足阴阳经脉的表里关系，就能确定疾病发生的部位，进而选择相应的治疗疾病的方法，血脉壅盛的必须先刺出其血，以减轻其痛苦，然后再仔细诊察疾病的虚实，泻其有余之实，补其不足之虚。

【按语】

　　本段说明人身经脉的表里配属关系，以及各条经脉气血的多少。

形乐志苦,病生于脉,治之以灸刺。形乐志乐,病生于肉,治之以针石。形苦志乐,病生于筋,治之以熨引。形苦志苦,病生于咽嗌,治之以百药。形数惊恐,经络不通,病生于不仁,治之以按摩醪药。是谓五形志也。

【白话解】

形体安逸但精神负担过重的人,病变多发生在经脉,适合用针灸治疗。形体和精神都过于安逸的人,病变多发生在肌肉,适宜用针刺或砭石治疗。形体劳苦但精神愉快的人,病变多发生在筋,适宜用热熨或导引法治疗。形体劳苦,而精神压力很大的人,病变多发生在咽喉部,适宜用药物治疗。屡受惊恐的人,经脉因为气机紊乱而不通畅,病变多为麻木不仁,治疗时适宜用按摩和药酒治疗。这些就是五种形体和精神方面不协调导致的疾病。

【按语】

本段讨论精神因素和形体损伤对发病的影响。

# 宝命全形论篇第二十五（节选）

**【原文】**

黄帝问曰：天覆地载，万物悉备，莫贵于人。人以天地之气生，四时之法成，君王众庶，尽欲全形，形之疾病，莫知其情，留淫日深，著于骨髓，心私虑之，余欲针除其疾病，为之奈何？

岐伯对曰：夫盐之味咸者，其气令器津泄；弦绝者，其音嘶败；木敷者，其叶发；病深者，其声哕。人有此三者，是谓坏府，毒药无治，短针无取，此皆绝皮伤肉，血气争黑。

**【白话解】**

黄帝问道：天地之间存在各种物体，但没有哪样东西比人更宝贵。人依靠天地阴阳之气而生成，并顺应四时生长收藏的规律而成长，上至帝王，下到普通老百姓，任何人都希望保持身体健康，但往往身体有了疾病，自己却没有觉察，导致病邪稽留，逐渐深入到骨髓，病情危重。我为此感到非常忧虑，想通过针刺解除他们的痛苦，应该怎样办才好？

岐伯回答说：盐味是咸的，当盐被贮藏在器皿中的时候，可以使器皿外面渗出水液；琴弦将断的时候，发出的声音嘶哑刺耳；树木内部已经溃烂，枝叶就会萎谢；人在疾病深重的时候，就会产生呃逆的症状。一旦出现这些症状，说明脏腑已经受到严重损伤，药物和针灸都会失去治疗作用，如果再见到气色晦黯枯槁，就更难于治疗。

**【按语】**

本段揭示天地万物，人的生命最为宝贵。

夫人生于地,悬命于天,天地合气,命之曰人。人能应四时者,天地为之父母;知万物者,谓之天子。天有阴阳,人有十二节;天有寒暑,人有虚实。能经天地阴阳之化者,不失四时;知十二节之理者,圣智不能欺也;能存八动之变者,五胜更立;能达虚实之数者,独出独人,呿吟至微,秋毫在目。

【白话解】

人生活在天地之间,与自然界密切相关,天地之气相合,才能形成人类生命。如果人体适应四时气候变迁,则自然界的一切可成为他生命的泉源。能够懂得自然界一切事物变化规律,可以称之为天子。天地阴阳的变化,产生了一年十二个月,一天十二时辰,人与自然相通应,人体四肢就有十二个大的关节;自然界有寒来暑往,人就有虚实盛衰的变化。如果人能顺应天地阴阳的变化,不违背四时的规律,了解十二关节和天地阴阳相合的道理,就能成为明达事理的圣人,即使智贤之人,也不能超过他。掌握八风的演变,五行的衰旺,通达病人虚实的变化,就一定能有独到的见解,哪怕病人的呵欠呻吟等极微小的病变,也能够明察秋毫。

【按语】

本段强调保命全形必须顺应自然界的变化,理解人体与自然的关系。

帝曰：人生有形，不离阴阳，天地合气，别为九野，分为四时，月有小大，日有短长，万物并至，不可胜量，虚实呿吟，敢问其方？

岐伯曰：木得金而伐，火得水而灭，土得木而达，金得火而缺，水得土而绝，万物尽然，不可胜竭。故针有悬布天下者五，黔首共余食，莫知之也。一曰治神，二曰知养身，三曰知毒药为真，四曰制砭石小大，五曰知腑脏血气之诊。五法俱立，各有所先。今末世之刺也，虚者实之，满者泄之，此皆众工所共知也。若夫法天则地，随应而动，和之者若响，随之者若影，道无鬼神，独来独往。

【白话解】

黄帝道：人生而有形体，离不开阴阳的变化，天地二气相合，才能化生世间万物。在地理上分为九野，在气候分为四时，月行有小大，日行有短长，这都是阴阳消长变化的体现。天地间万物的生长变化更是不可胜数，根据患者呵欠及呻吟，就能判断出疾病的虚实变化。请问其中的道理是怎么样的？

岐伯回答说：可根据五行变化的道理来分析。木遇到金，就能被削伐折断；火碰上水，就能被熄灭；土遇到木，就能被疏松；金遇到火，就能被熔化；水遇到土，就能被遏止。万物都遵循这种规律，不胜枚举。因此用针刺治疗疾病有五大关键，但老百姓并不明白这些道理。所谓五大关键：一是医生要精神专一，二是医生要懂得养身之道，三是医生要熟悉药物性能及功用，四要医生要预先准备好大小适应的砭石，五是医生要掌握诊断脏腑血气病变的方法。如果能够掌握这五个关键，就可以掌握病情，分清缓急先后。现在的人运用针刺方法治病，一般是虚证用补法，实证用泻法，这是一般医生都知道的原则。如果能够掌握天地阴阳的变化规律，随机应变,可能取得更好的效果,如鼓之应,如影随形,这并没有什么神秘的道理,关键要懂得掌握自然规律,才能运用自如。

【按语】

本段讨论人身有形,不离阴阳。针刺治病必须遵循五行规律,提出了诊治必须了解的五个关键问题。

# 八正神明论篇第二十六（节选）

天温日明，则人血淖液而卫气浮，故血易泻，气易行；天寒日阴，则人血凝泣而卫气沉。月始生，则血气始精，卫气始行；月郭满，则血气实，肌肉坚；月郭空，则肌肉减，经络虚，卫气去，形独居。是以因天时而调血气也。是以天寒无刺，天温无疑。月生无泻，月满无补，月郭空无治，是谓得时而调之。因天之序，盛虚之时，移光定位，正立而待之。故曰月生而泻，是谓脏虚；月满而补，血气扬溢，络有留血，命曰重实；月郭空而治，是谓乱经。阴阳相错，真邪不别，沉以留止，外虚内乱，淫邪乃起。

【白话解】

气候温暖，天气晴朗的时候，人的血液滑润，卫气运行在身体体表，此时气血畅通；气候寒冷，天气阴云蒙蔽的时候，人的血液滞涩不畅，卫气沉伏于体内。月亮初生的时候，血液开始充盈，卫气运行流畅；满月的时候，人体的血气充实旺盛，肌肉坚实；没有月光的时候，肌肉瘦削，经络空虚，卫气衰减，形体虽然同满月时一样，但体内气血已经衰减。所以要顺应天时变化来调理气血。气候寒冷的时候不要针刺；气候温暖的时候针刺不要迟疑。月亮初生的时候不要用泻法；月亮正圆的时候不要用补法；月黑无光的时候不要针刺。这就是顺应天时而调治气血的法则。因天体运行有一定的规律，月亮有盈亏盛虚，通过观察日影的长短，可以确定四时和节气的更替。所以说：月亮初生的时候用泻法，能够使内脏受损，称为重虚；月亮正圆的时候用补法，能够使血气过分充溢于体表，导致络脉中血液留滞,称为重实;月黑无光的时候用针刺治疗,能够扰乱经气,叫作乱经。这些不正确的治法,必然导致阴阳错乱,正气与邪气不能区分,使病变深入,体表阳气虚衰,体内阴气紊乱,病邪就会乘虚危害人体。

**【按语】**

本段讨论自然界气候及月亮盈亏对人体气血的影响,提出因天时而治的思想。

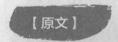

【原文】

星辰者,所以制日月之行也。八正[1]者,所以候八风之虚邪以时至者也。四时者,所以分春秋冬夏之气所在,以时调之也。八正之虚邪,而避之勿犯也。以身之虚,而逢天之虚,两虚相感,其气至骨,人则伤五脏,工候救之,弗能伤也。故曰:天忌不可不知也。

**【注释】**

[1] 八正:指东、南、西、北及东南、西南、东北、西北八个方位。

**【白话解】**

观察星辰的方位,可以确立日月循行的度数。观察八个节气的正常交替,可以预测不正常的八方之风什么时候到来。观察四时的变化,可以了解春夏秋冬气候的规律,顺应时序来养生。八方不正之气候,应及时避免受其侵犯。如果体质虚弱,再遭受自然界虚邪贼风的侵袭,两种情况结合在一起,邪气就容易侵犯到筋骨,再进一步深入,就会损害五脏。如果医生能够知晓气候变化的规律并顺应这些规律治疗,就能使病人不至于受到严重伤害。所以说对天气时令变化的宜忌，不能不知道。

【按语】

本段说明养生和治病都必须通晓天地四时的运行规律，顺应天气时令的变化。

【原文】

虚邪者，八正之虚邪气也。正邪者，身形若用力汗出，腠理开，逢虚风，其中人也微，故莫知其情，莫见其形。上工救其萌芽，必先见三部九候之气，尽调不败而救之，故曰上工。下工救其已成，救其已败。救其已成者，言不知三部九候之相失，因病而败之也。知其所在者，知诊三部九候之病脉，处而治之，故曰守其门户焉，莫知其情而见邪形也。

【白话解】

虚邪，就是四时八节的虚邪贼风。正邪，就是人在过度劳作后汗出，腠理开泄，感受风邪。正邪对人的损伤轻微，没有明显的感觉及症状表现，所以一般医生难于观察到病情。但医术高明的医生，在疾病初起，三部九候脉气都调和而未败坏之时，就能及时给予治疗，所以称为"上工"。"下工"治病，是在疾病已经形成，甚或病情已经恶化以后才进行治疗，是因为他们不知道三部九候的脉气变化，致使疾病发展甚至恶化。所以说要知道疾病的所在之处，必须掌握三部九候的脉气变化，才能进行早期诊断，及时治疗。所以说掌握三部九候的脉气变化就好像看守门户一样重要，虽然病情没有显露，但医生已经能够了解到疾病的迹象。

本段阐述上工治未病。

【原文】

　　故养神者,必知形之肥瘦,荣卫血气之盛衰。血气者,人之神,不可不谨养。

【白话解】

　　所以善于调养精神的医生,一定要观察病人的形体胖瘦,了解病人的气血虚实盛衰。因为气血是人体精神产生的物质基础,不可不谨慎地调理养护。

【按语】

　　本段讨论气血与神的关系。

# 离合真邪论篇第二十七（节选）

【原文】

夫圣人之起度数，必应于天地，故天有宿度，地有经水，人有经脉。天地温和，则经水安静；天寒地冻，则经水凝泣；天暑地热，则经水沸溢；卒风暴起，则经水波涌而陇起。夫邪之入于脉也，寒则血凝泣，暑则气淖泽，虚邪因而入客，亦如经水之得风也，经之动脉，其至也亦时陇起，其行于脉中循循然，其至寸口中手也，时大时小，大则邪至，小则平，其行无常处，在阴与阳，不可为度，从而察之，三部九候，卒然逢之，早遏其路。

【白话解】

高明的医生，在制定治疗法则时，一定要结合天地自然的变化来分析人的生理病理。就好像天上有星宿的运行，地上就有江河的流淌，人也就有经脉环周不息运行气血，它们之间互相通应，相互影响。如果自然界气候温和，江河之水就安静平稳；气候寒冷，水冰地冻，江河之水也会凝涩不流；天气酷热，江河之水沸腾扬溢；如果暴风骤起，江河之水则会波涛汹涌。所以病邪侵入经脉，也会使经脉气血流行发生变化。寒邪使血行滞涩，热邪使血气运行加快，风邪侵犯也就像江河之水遇到暴风一样，使气血流动出现类似波涛汹涌的现象。血气在经脉中是有次序地安静地流动着的，但在寸口处切脉，指下会有时大时小的变化，大表示病邪盛，小表示病邪退。但邪气在经脉中的运行，没有一定的位置，有时在阴经，有时在阳经，就应该进一步用三部九候的诊法。一旦发现病邪所在的位置，就应该及早治疗，防止病邪深入发展。

【按语】

　　本段说明能结合天地四时阴阳变化，懂得诊脉的道理，尽早治疗，才是高明的医生。

# 太阴阳明论篇第二十九（节选）

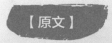

【原文】

阳者，天气也，主外；阴者，地气也，主内。故阳道实，阴道虚[1]。故犯贼风虚邪者，阳受之；食饮不节，起居不时者，阴受之。阳受之，则入六腑，阴受之，则入五脏。入六腑，则身热不时卧，上为喘呼；入五脏，则膜满闭塞，下为飧泄，久为肠澼[2]。故喉主天气，咽主地气。故阳受风气，阴受湿气。故阴气从足上行至头，而下行循臂至指端；阳气从手上行至头，而下行至足。故曰阳病者上行极而下，阴病者下行极而上。故伤于风者，上先受之；伤于湿者，下先受之。

【注释】

[1] 阳道实，阴道虚：道，指发病规律。属阳的六腑多病外感而为实证，属阴的五脏多病内伤而为虚证。

[2] 肠澼：痢疾。

【白话解】

所谓阳，犹如自然界天之气，卫护人体的外部；所谓阴，犹如自然界地之气，滋养人体的内部。所以阳气性刚，主外，多实；阴气性柔，主内，多虚。正因为如此，自外而来的贼风邪气乘虚而侵袭人体的时候，阳经首先受邪而发病；由内而生的饮食不节、起居失常等病因伤害人体的时候，阴经首先受邪而发病。阳经受邪发病以后，就会传入六腑；阴经受邪发病以后，就会传入五脏。外邪由阳经传入六腑，可见发热、睡卧不宁、气逆喘息等症状；内邪由阴经传入五脏，可见胸腹胀满、大便泄泻，日久成为痢疾。"喉"是呼吸的要道，与天气相通，属阳；"咽"是饮食入内的要道，与地气相通，属阴。所以阳经易受风邪的侵袭，阴经易受湿邪的伤害。由于足之三阴经脉是从足部上行到头部，手之三阴经脉从胸部往下，沿着两臂循行到指端；手之三阳经脉是从手部上行到头部，足之三阳经脉从头往下经过胸腹而循行到足部。故自外侵入阳经的病邪，先是沿着阳经上行到头顶部，然后才往下传变；由内而生的伤害阴经的病邪，先是沿着阴经下行到足部，然后才往上传变。风邪侵袭人体，上部首先受病；湿邪侵害人体，下部首先受病。

【按语】

本段论述足太阴脾与足阳明胃在生理、病理上的差异，决定了发病性质的不同。

【原文】

　　帝曰：脾病而四肢不用何也？岐伯曰：四肢皆禀气于胃，而不得至经，必因于脾，乃得禀也。今脾病不能为胃行其津液，四肢不得禀水谷气，气日以衰，脉道不利，筋骨肌肉皆无气以生，故不用焉。

　　帝曰：脾不主时何也？岐伯曰：脾者土也，治中央，常以四时长四脏，各十八日寄治[1]，不得独主于时也。脾脏者，常著胃土之精也，土者生万物而法天地，故上下至头足，不得主时也。

太阴阳明论篇第二十九（节选）

[1] 各十八日寄治：寄，暂居的意思。土的正位在中央，而在四季立春、立夏、立秋、立冬之前，土旺主事各十八天，所以称"寄治"。

【白话解】

黄帝问道：脾脏有病可以导致四肢功能失常是什么原因呢？岐伯回答说：四肢能够发挥各自的功用，是由于得到了胃中水谷精微的滋养。但胃中的水谷精微并不能够直接输注到四肢，一定需经过脾的运化。如果脾有病而不能运化输布胃所受纳的水谷，四肢就得不到水谷精微的滋养。水谷精微之气日益衰减，就会使经脉缺乏营养而不能畅利，筋骨肌肉也都随之失去滋养而痿弱无力。所以脾有病，四肢就会随之失去正常的功用。

黄帝问道：为什么脾不主管一个季节？岐伯说：脾在五行中属土，主中央，所以，脾的功能就会根据四季变化而分别从其他四脏的功能活动中反映出来，即脾通过其他四脏来实现其主管时令的功能，在春、夏、秋、冬每一季的最后十八天，表现最为明显，所以脾不单独主宰一个完整的季节。脾为胃运输精微物质到全身，就像土本身的作用为生养万物一样，人体从上到下，从头到足，都离不开脾输送营养物质，所以说脾不能仅仅主管一个季节。

【按语】

本段说明脾与四肢的关系。脾不主时就是无时不主，进一步说明脾胃为后天之本。

# 热论篇第三十一（节选）

帝曰：热病已愈，时有所遗者，何也？岐伯曰：诸遗者，热甚而强食之，故有所遗也。若此者，皆病已衰而热有所藏，因其谷气相薄，两热相合，故有所遗也。帝曰：善。治遗奈何？岐伯曰：视其虚实，调其逆从，可使必已矣。帝曰：病热当何禁之？岐伯曰：病热少愈，食肉则复，多食则遗，此其禁也。

**【白话解】**

黄帝问道：有时热病已经快痊愈了，但有些病人却余热稽留不退，这是为什么？岐伯回答说：余热稽留不退的原因，大多数是在热病病势尚甚时勉强多进食而导致。这种情况大都是在病势虽已减退，但还有邪热蕴藏于内，邪热与食物所化生的热气互相结合停留，所以就导致余热稽留不退的遗热证。黄帝说：你讲得真好！如何治疗这种遗热证呢？岐伯说：应当观察病情的虚实，调治病人身体阴阳的异常状态，就可以治好了。黄帝又问道：患热病时，有哪些禁忌呢？岐伯说：患热病过程中，在热势稍微减轻的时候，如果吃了肉类等油腻难以消化的食物，就会使病情复发；如果勉强过多进食，就会使余热稽留不退。因此，患热病时应禁忌油腻肉类饮食，也不可暴食多食。

**【按语】**

本段讨论热病愈后的遗热、食复及其治疗，指出热病期间的饮食禁忌。

# 评热病论篇第三十三（节选）

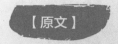

【原文】

邪之所凑[1]，其气必虚；阴虚者，阳必凑之[2]。

【注释】

[1] 邪之所凑：邪气侵犯。凑，聚合。此作侵犯。

[2] 阴虚者，阳必凑之：阴虚之处，阳邪易乘虚侵犯致病。

【白话解】

邪气之所以侵犯人体造成疾病，其根本原因在于人体的正气已经亏虚。（如患肾风的病人）由于肾阴不足，阳性的风邪必定乘虚而入。

【按语】

本段说明正气虚是发病的根本原因，邪气是发病的条件。

# 咳论篇第三十八（节选）

黄帝问曰：肺之令人咳，何也？岐伯对曰：五脏六腑皆令人咳，非独肺也。帝曰：愿闻其状。岐伯曰：皮毛者，肺之合也，皮毛先受邪气，邪气以从其合也。其寒饮食入胃，从肺脉上至于肺则肺寒，肺寒则外内合邪，因而客之，则为肺咳。五脏各以其时受病，非其时，各传以与之。

人与天地相参，故五脏各以治时，感于寒则受病，微则为咳，甚者为泄为痛。乘秋则肺先受邪，乘春则肝先受之，乘夏则心先受之，乘至阴则脾先受之，乘冬则肾先受之。

【白话解】

黄帝问道：为什么肺有病会使人咳嗽？岐伯回答说：五脏六腑有病都会使人咳嗽，而不仅仅是肺有病才会咳嗽。黄帝说：希望听听其中的道理。岐伯回答说：体表的皮毛与五脏的肺是内外互相配合关联的。皮毛首先感受了风寒邪气，而后邪气就会向内侵袭与皮毛有密切关系的肺脏，影响肺的功能。另外，寒冷的饮食进入胃中，其寒气就会沿着肺的经脉向上行到肺中，则肺脏也会受到寒气的影响。由内而生的寒气与自外侵入的邪气两相结合，留滞在肺中，就会导致肺咳。另一方面五脏在各自相应的时令中感受邪气以后，亦会分别传给肺脏而引起咳嗽。

因为人与自然界相通应，所以五脏在各自当旺的时令中感受了寒邪之后，如果邪气轻微，就会传于肺而发为咳嗽；如果邪气较甚，就会出现腹泻、腹痛等症。一般来说，在秋天，是肺脏首先感受邪气而直接发为咳嗽；在春天，是肝脏首先感受邪气，然后影响到肺脏而发为咳嗽；在夏天，是心脏首先感受邪气，然后影响到肺脏而发为咳嗽；在长夏，是脾脏首先感受邪气，然后影响到肺脏而发为咳嗽；在冬天，是肾脏首先感受邪气，然后影响到肺脏而发为咳嗽。

【按语】

　　本段讨论咳嗽的发病原因，与五脏六腑的关系。提示咳嗽的治疗要重视整体感，咳嗽的预防要避免寒邪侵犯。

# 举痛论篇第三十九（节选）

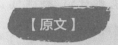
【原文】

　　愿闻人之五脏卒痛，何气使然？岐伯对曰：经脉流行不止，环周不休，寒气入经而稽迟，泣而不行，客于脉外则血少，客于脉中则气不通，故卒然而痛。

【白话解】

　　我想听听人的五脏突然发生疼痛，是感受什么邪气而致的？岐伯回答说：人体经脉的气血在全身之中循环往复，运行不息，如果寒邪侵入经脉，就会使气血的流行迟滞不畅，甚至凝涩而不行。假如寒邪停留于经脉之外，经脉就会蜷缩，导致其中的气血减少；如果侵入经脉之中，则会使气血凝滞不通，于是疼痛就突然发生了。

【按语】

　　本段以寒邪为例，讨论疼痛的发病原因。说明气血不通及气血衰少均是疼痛发生的病机。提示疼痛的防治应该注意避寒。

余知百病生于气也。怒则气上,喜则气缓[1],悲则气消,恐则气下,寒则气收,炅则气泄,惊则气乱,劳则气耗,思则气结,九气不同,何病之生? 岐伯曰:怒则气逆,甚则呕血及飧泄,故气上矣。喜则气和志达,荣卫通利,故气缓矣。悲则心系急[2],肺布叶举,而上焦不通,荣卫不散,热气在中,故气消矣。恐则精却,却则上焦闭,闭则气还,还则下焦胀,故气不行矣。寒则腠理闭,气不行,故气收矣。炅则腠理开,荣卫通,汗大泄,故气泄。惊则心无所倚,神无所归,虑无所定,故气乱矣。劳则喘息汗出,外内皆越[3],故气耗矣。思则心有所存,神有所归,正气留而不行,故气结矣。

【注释】

[1]气缓:含两义,即适度的喜能使气和志达,喜太过则气涣散不能收持。

[2]心系急:心系,指心与其他脏器相联系的络脉。急,拘急、牵引。

[3]外内皆越:越,散越之意。指人体正气外内两方面消耗亏损。

【白话解】

我听说多种疾病的发生,都是气机失调所致。大怒使气机上逆,大喜使气机涣散不能收持,悲哀使气机消损,恐惧使气机下陷,遇寒使气机收敛,遇热使气机外泄,受惊使气机紊乱,过劳使气机耗散,思虑使气郁结。上述九种气机失调的情况,都会导致哪些疾病呢?

岐伯回答道:大怒则使肝气上逆,严重时可以引起呕血和腹泻,故"怒则气上"。喜能令人心情舒畅,营卫之气通达,但过喜使人心气涣散不能收持,故"喜则气缓"。过度悲哀,则使心系急,肺叶张大,上焦之气不能宣通,营卫之气不能布散,积滞在肺中,久而化热,更耗肺气,故"悲则气消"。恐惧则使肾的精气下注,不能上交于心肺,导致上焦之气闭塞,气滞在下焦,使下焦胀满,故"恐则气下",即气不上行之意。寒冷能使人腠理闭塞,营卫之气难以运行,故"寒则气收"。温热能使人的腠理开泄,营卫通利,阳气随着汗液而外泄,故"炅则气泄"。惊骇则使心无所主持,神无所归宿,思虑无所决定,心气动荡散乱,故"惊则气乱"。劳役太过,就出现喘息和汗出,使体内、外正气都泄越而耗散,故"劳则气耗"。思虑太过,会使心思经常留存在某一事物之上,精神也归宿在一处,以致气留结而不行,故"思则气结"。

【按语】

本段探讨导致气机失常的九种病因及机制,其中情志因素最常见,提示调摄情志对养生和治病的作用。

# 腹中论篇第四十（节选）

帝曰：夫子数言热中、消中[1]，不可服高粱、芳草、石药，石药发瘨，芳草发狂。夫热中、消中者，皆富贵人也，今禁高粱，是不合其心，禁芳草、石药，是病不愈，愿闻其说。岐伯曰：夫芳草之气美，石药之气悍，二者其气急疾坚劲，故非缓心和人，不可以服此二者。帝曰：不可以服此二者，何以然？岐伯曰：夫热气慓悍，药气亦然，二者相遇，恐内伤脾，脾者土也，而恶木，服此药者，至甲乙日更论。

【注释】

[1] 热中、消中：即后世所言的三消病，多饮多尿，谓热中；多食多尿，谓消中。

【白话解】

黄帝说：先生多次提到热中、消中这些疾病，不能吃肥甘厚味的食物，也不能服用芳香类药物及矿石类药物，因为矿石类药物能使人发癫病，芳香类药物能使人发狂病。患热中、消中病的，多是富贵之人，生病后如果禁止他们食用肥甘厚味食物，不符合他们的心愿，不使用芳香类药物及矿石类药物，又不能治愈这种疾病？我想听听你的看法。岐伯回答说：芳香类药物性多辛热，矿石类药物性质猛烈，这两类药物的都具有燥热、刚劲的特性，如果不是阴阳平衡，性情和缓的人，是不可以服用这两类药物的。黄帝又问：热中、消中患者不可以服用这两类药物，又是什么道理呢？岐伯回答说：因为这些人平时喜欢膏粱厚味的食物，导致内热熏蒸，热邪亢盛,而药物的性能也表现为燥热,两热相遇,恐怕会损伤人的脾气,脾属土,受肝木的制约,所以服用这类药物,如果在属木的甲日和乙日肝木主令时,病情就会更加严重。

【按语】

　　本文探讨热中、消中的治疗和饮食禁忌。

# 风论篇第四十二（节选）

黄帝问曰：风之伤人也，或为寒热，或为热中，或为寒中，或为疠风，或为偏枯，或为风也，其病各异，其名不同，或内至五脏六腑，不知其解，愿闻其说。岐伯对曰：风气藏于皮肤之间，内不得通，外不得泄；风者，善行而数变，腠理开则洒然寒，闭则热而闷，其寒也则衰食饮，其热也则消肌肉，故使人怢栗而不能食，名曰寒热。

风气与阳明入胃，循脉而上至目内眦，其人肥则风气不得外泄，则为热中而目黄；人瘦则外泄而寒，则为寒中而泣出。

风气与太阳俱入，行诸脉俞，散于分肉之间，与卫气相干，其道不利，故使肌肉愤䐜而有疡，卫气有所凝而不行，故其肉有不仁也。疠者，有荣气热胕，其气不清，故使其鼻柱坏而色败，皮肤疡溃，风寒客于脉而不去，名曰疠风，或名曰寒热。

风者百病之长也，至其变化，乃为他病也，无常方，然致有风气也。

【白话解】

黄帝问道：风邪侵犯人体，导致的疾病有寒热，热中，寒中，疠风，偏枯，或其他风病。尽管都是风邪导致，但病变表现不同，所以病名也不一样，有的病变甚至深入到五脏六腑，我不知该如何解释，听你谈谈其中的道理。

岐伯回答说：风邪侵犯人体首先停留在皮肤之间，使腠理开合失常，卫气不能抵抗外邪。风邪来去迅速，变化多端，腠理开则阳气外泄而恶寒,腠理闭则阳气内郁而发热烦闷,恶寒可引起饮食减少,发热会使肌肉消瘦,所以使人恶寒,没有食欲,这就是寒热病。

风邪从阳明经侵犯入胃,再沿经脉向上到内眼角,如果身体肥胖,腠理致密,风邪不能向外发泄,稽留体内郁而化热,就会形成热中病,症见眼睛发黄;如果身体瘦弱,腠理疏松,阳气外泄而感到畏寒,就会形成寒中病,症见眼泪自出。

风邪由太阳经侵犯人体,行走到各条经脉的腧穴,散布在肌肉之间,与卫气相互搏结,使卫气运行的道路不通利,造成肌肉肿胀高起而产生疮疡;如果卫气凝滞不能运行,就会出现肌肤麻木不知痛痒。疠风是风邪侵犯经脉,邪气与营气互相结合而化热腐坏,血气污浊不清而致鼻梁气色衰败,皮肤溃烂。这是因为风寒侵入经脉稽留不去,郁久而致,病名叫疠风,也有的叫寒热。

风邪是导致多种疾病的首要原因。至于风邪侵犯人体后产生的变化,导致的其他各种疾病,并没有一定的规律,但都是由于风邪入侵所导致。

【按语】

本段说明风邪致病具有发病多样、起病迅速的特点。提示养生应注意避开风邪。

# 痹论篇第四十三（节选）

黄帝问曰：痹之安生？岐伯对曰：风寒湿三气杂至，合而为痹也。其风气胜者为行痹，寒气胜者为痛痹，湿气胜者为著痹也。

帝曰：其有五者何也？岐伯曰：以冬遇此者为骨痹，以春遇此者为筋痹，以夏遇此者为脉痹，以至阴遇此者为肌痹，以秋遇此者为皮痹。

帝曰：内舍五脏六腑，何气使然？岐伯曰：五脏皆有合，病久而不去者，内舍于其合也。故骨痹不已，复感于邪，内舍于肾；筋痹不已，复感于邪，内舍于肝；脉痹不已，复感于邪，内舍于心；肌痹不已，复感于邪，内舍于脾；皮痹不已，复感于邪，内舍于肺。所谓痹者，各以其时，重感于风寒湿之气也。

【白话解】

黄帝问道：痹病是怎么发生的？岐伯。回答说：风、寒、湿三种邪气聚合在一起共同侵犯人体，就会产生痹证。其中感受风邪偏重的，叫作"行痹"；感受寒邪偏重的，叫作"痛痹"；感受湿邪偏重的，就叫作"着痹"。

黄帝又问：那痹病为什么又可以分为五种呢？岐伯说：在冬季感受风寒湿邪而致的痹证叫"骨痹"；春季感受风寒湿邪而致的痹证叫"筋痹"；夏季感受风寒湿邪而致的痹证叫"脉痹"；长夏季节感受风寒湿邪而致的痹证叫"肌痹"；秋季感受风寒湿邪而致的痹证叫"皮痹"。

黄帝说：病邪侵入，稽留在五脏六腑，又是怎么回事？岐伯说：五脏都有与之相联系的外部五体，如果病邪久留于五体不离去，就会侵入到与其相应的五脏。所以，骨痹长期不愈，再重复感受邪气，痹邪就会入侵到肾脏；筋痹长期不愈，再重复感受邪气，痹邪就会入侵到肝脏；脉痹长期不愈，再重复感受邪气，痹邪就会入侵到心脏；肌痹长期不愈，再重复感受邪气，痹邪就会入侵到脾脏；皮痹长期不愈，再重复感受邪气，痹邪就会入侵到肺脏。因此说，五脏痹，是五脏在各自所主的时令季节里，重复感受风寒湿气而造成的。

【按语】

　　本段阐述痹证的病因病机，分类及传变规律。

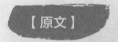

　　阴气者，静则神藏，躁则消亡。饮食自倍，肠胃乃伤。

【白话解】

　　五脏的精气，安静平和则精神内藏，躁动不安则耗散。如果饮食过量，肠胃就会受到损伤。

【按语】

　　本段说明情志和饮食失调是损伤脏腑精气的常见原因。

凡痹之类,逢寒则虫,逢热则纵。

【白话解】

一般来说,凡属痹证之类的疾病,遇到寒冷,就会使筋脉拘急而导致疼痛加剧;相反,得到温热,则筋脉舒缓而疼痛减轻。

【按语】

本段阐述寒热病因对痹证的影响。提示预防痹证要注意避寒就温。

# 厥论篇第四十五（节选）

帝曰：寒厥何失而然也？岐伯曰：前阴者，宗筋之所聚，太阴阳明之所合也。春夏则阳气多而阴气少，秋冬则阴气盛而阳气衰。此人者质壮，以秋冬夺于所用[1]，下气上争不能复，精气溢下，邪气因从之而上也。气因于中，阳气衰，不能渗营其经络，阳气日损，阴气独在，故手足为之寒也。

帝曰：热厥何如而然也？岐伯曰：酒入于胃，则络脉满而经脉虚。脾主为胃行其津液者也，阴气虚则阳气入，阳气入则胃不和，胃不和则精气竭，精气竭则不营其四肢也。此人必数醉若饱以入房，气聚于脾中不得散，酒气与谷气相薄，热盛于中，故热遍于身，内热而溺赤也。夫酒气盛而慓悍，肾气有衰，阳气独胜，故手足为之热也。

【注释】

[1] 以秋冬夺于所用：在秋冬阴盛的时候，过度纵欲，因而肾中精气耗散。

【白话解】

黄帝问：寒厥是损耗了哪种精气而形成的？岐伯回答说：前阴部位是许多经脉聚汇的地方，也是足太阴和足阳明经脉汇合之处。一般来说，人体在春夏季节是阳气偏多而阴气偏少，秋冬季节是阴气偏盛而阳气偏衰。有些人自认为体质强壮，在秋冬阳气偏衰的季节纵欲、过劳，使肾中精气耗损，精气亏虚于下而与上焦之气相争，即使相争也不能迅速恢复，精气不断溢泄于下，元阳亦随之而虚，阳虚生内寒，阴寒之邪随着上争之气而上逆，便产生寒厥。邪气停聚在中焦，使胃气虚衰，不能化生水谷营养经络，以致阳气日益亏损，阴寒之气独盛于内，所以手足厥冷。

黄帝问道：热厥是怎样形成的？岐伯回答说：酒进入胃中，由于酒性剽悍，直接到达皮肤，使络脉血液充满，而经脉反显得空虚。脾主管输送胃中的津液营养，如果饮酒过度，脾无所输送则阴津亏虚；阴津亏虚则剽悍的酒热之气乘虚而入扰于内，导致胃气不和；胃气不和则阴精化生无源而枯竭；阴精枯竭就不能营养四肢。这种人必然是经常醉酒，或饱食太过之后行房纵欲，致使酒食之气郁居于脾中不得宣散，酒气与谷气互相搏结，酝酿成热，热盛于中焦，进而波及周身，因有内热，所以小便色红。酒性剽悍浓烈，肾精必受其损伤而日益虚衰，阴虚阳胜，形成阳气独盛于内的局面，所以手足发热。

【按语】

本段阐述厥证形成的原因。提示节制劳欲，合理饮食的重要性。

# 奇病论篇第四十七（节选）

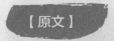

【原文】

帝曰:有病口甘者,病名为何? 何以得之? 岐伯曰:此五气之溢也,名曰脾瘅[1]。夫五味入口,藏于胃,脾为之行其精气,津液在脾,故令人口甘也。此肥美之所发也,此人必数食甘美而多肥也,肥者令人内热,甘者令人中满,故其气上溢,转为消渴[2]。治之以兰[3],除陈气也。

【注释】

[1] 脾瘅:瘅,内热。

[2] 消渴:病名。其症状为口渴,善饥,尿多,多为内热伤阴所致。

[3] 兰:即佩兰。

【白话解】

黄帝问:有人常觉口中有甜味,是什么病? 怎样得来的? 岐伯回答说:这是由于五谷之气上溢所致的脾瘅病。因为饮食五味入口,贮藏在胃,通过脾的运化为胃输布精微,如果脾不健运,津液精微不能正常输布而向上溢于口中,就会令口中有甜味。这种病大都因为过食膏粱甘美的食物所致,经常食入肥美的食物使人产生内热,过食甜味食物使人胸腹胀满,所以食物气味上溢于口,日久则转化为消渴病。应当用佩兰进行治疗,以驱除郁积的湿热之气。

【按语】

本段阐述消渴的病因及治疗药物。

# 皮部论篇第五十六（节选）

　　百病之始生也，必先客于皮毛，邪中之则腠理开，开则入客于络脉，留而不去，传入于经，留而不去，传入于腑，廪于肠胃。邪之始入于皮也，泝然起毫毛，开腠理；其入于络也，则络脉盛，色变；其入客于经也，则感虚乃陷下。其留于筋骨之间，寒多则筋挛骨痛，热多则筋弛骨消，肉烁䐃破，毛直而败。

【白话解】

　　多数疾病的发生，常常是先从皮肤毫毛处开始，病邪侵犯皮肤，导致毛孔开泄，毛孔开泄则病邪容易侵入络脉；在络脉中久留不去，就会向内进一步传入于经脉；在经脉中久留不去，就会传入六腑，聚积在肠胃。病邪刚刚侵犯皮毛的时候，可以出现恶寒，战栗，毫毛竖起等症状；病邪侵入络脉，可以导致络脉充盈，体表由于络脉充血，出现颜色改变；病邪侵入经脉，常常是由于经气本来虚衰导致病邪容易内陷，所以出现疲倦，病情加重；病邪侵犯筋骨之间，如果寒气偏盛会出现筋脉挛急，关节疼痛；热气偏盛则筋脉弛缓，骨骼软弱，肌肉消瘦，毛发枯槁。

皮者脉之部也,邪客于皮则腠理开,开则邪入客于络脉,络脉满则注于经脉,经脉满则入舍于腑脏也,故皮者有分部,不与而生大病也。

【白话解】

人身的皮肤分别属于十二经脉。邪气侵犯皮肤则毛孔开泄,病邪乘机侵入络脉,络脉中邪气壅盛,就会往内传到经脉,经脉中邪气亢盛则会入侵到相关的脏腑。所以说皮肤有十二经脉分属的部位,如果出现病变而没有及时治疗,邪气将向内深入,导致严重的疾病。

【按语】

以上两段说明外邪侵犯,先从皮毛逐渐深入脏腑的传变途径,提示早期治疗的重要性。

# 调经论篇第六十二（节选）

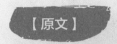

**【原文】**

　　夫心藏神，肺藏气，肝藏血，脾藏肉，肾藏志，而此成形。志意通，内连骨髓，而成身形五脏。五脏之道，皆出于经隧，以行血气，血气不和，百病乃变化而生，是故守经隧[1]焉。

**【注释】**

　　[1]守经隧：保持经脉的通畅。经隧：指经脉。

**【白话解】**

　　五脏中的心主藏神，肺主藏气，肝主藏血，脾主藏肉，肾主藏志，由五脏所藏的神、气、血、肉、志五者构成了人的形体。但必须保持志意通达，内与骨髓联系，才能使身形与五脏之间相互为用。五脏是人体的根本，经脉络属的地方，五脏通过经脉运行气血而发挥作用。如果出现血气不和，就会发生各种疾病，所以要保持经脉通畅。

**【按语】**

　　本段阐述调治经络治病的意义。

夫阴与阳皆有俞会，阳注于阴，阴满之外，阴阳匀平，以充其形，九候若一，命曰平人。夫邪之生也，或生于阴，或生于阳。其生于阳者，得之风雨寒暑；其生于阴者，得之饮食居处，阴阳喜怒。

帝曰：风雨之伤人奈何？岐伯曰：风雨之伤人也，先客于皮肤，传入于孙脉，孙脉满则传入于络脉，络脉满则输于大经脉，血气与邪并客于分腠之间，其脉坚大，故曰实。实者外坚充满，不可按之，按之则痛。帝曰：寒湿之伤人奈何？岐伯曰：寒湿之中人也，皮肤不收，肌肉坚紧，荣血泣，卫气去，故曰虚。虚者聂辟气不足，按之则气足以温之，故快然而不痛。

帝曰：善。阴之生实奈何？岐伯曰：喜怒不节则阴气上逆，上逆则下虚，下虚则阳气走之，故曰实矣。帝曰：阴之生虚奈何？岐伯曰：喜则气下，悲则气消，消则脉虚空，因寒饮食，寒气熏满，则血泣气去，故曰虚矣。

## 【白话解】

阴经和阳经都有俞穴，为气血交会之处。如阳经的气血灌注于阴经，阴经的气血盛满则充溢于外，能这样运行不已，保持阴阳平调，形体得到充足的气血滋养，九候的脉象也表现一致，这就是正常的人。邪气伤人而发生病变，有发生在属阴的内脏，或发生在属阳的体表。病生于阳经在表的，都是感受了风雨寒暑邪气的侵袭；病生于阴经在里的，都是由于饮食不节、起居失常、房事过度、喜怒无常。

黄帝说：风雨之邪伤人是怎样的呢？岐伯说：风雨之邪伤人，先侵入皮肤，由皮肤而传入孙脉，孙脉满则传入络脉，络脉满则输注到大经脉。血气与邪气并聚在肌肉与皮肤之间，其脉一定坚实而大，所以叫作实证。

实证受邪部位的表面多坚实充满，不可触按，按之则痛。黄帝说：寒湿之邪伤人是怎样的呢？岐伯说：寒湿之邪气伤人，使人的皮肤失去收缩功能，肌肉坚紧，营血滞涩，卫气离去，所以叫作虚证。虚证多见皮肤松弛而有皱褶，卫气不足，营血滞涩等，按摩可以使气血通行，而能温煦营血，故按摩则卫气充实，营血畅行，便觉得爽快而不疼痛了。

　　黄帝说：好。阴分所发生的实证是怎样的呢？岐伯说：人若喜怒不加节制，则使阴气上逆，阴气上逆则必虚于下，阴虚者阳必凑之，所以叫作实证。黄帝说：阴分所发生的虚证是怎样的呢？岐伯说：人如果过度喜乐则气机容易下陷，过度悲哀则气机容易消散，气消散则血行迟缓，脉道空虚，如果再寒凉饮食，寒气充满于内，血气滞涩而气耗，所以叫作虚证。


【按语】

　　本段阐明根据疾病发生的原因及损伤人体的不同部位判断虚实的标准。

# 缪刺论篇第六十三（节选）

夫邪之客于形也，必先舍于皮毛，留而不去，入舍于孙脉，留而不去，入舍于络脉，留而不去，入舍于经脉，内连五脏，散于肠胃，阴阳俱感，五脏乃伤，此邪之从皮毛而入，极于五脏之次也，如此则治其经焉。今邪客于皮毛，入舍于孙络，留而不去，闭塞不通，不得入于经，流溢于大络，而生奇病也。夫邪客大络者，左注右，右注左，上下左右，与经相干，而布于四末，其气无常处，不入于经俞，命曰缪刺[1]。

【注释】

[1] 缪刺：针刺部位与病变部位左右交错的一种针刺方法。

【白话解】

大凡病邪侵袭人体，一般首先侵入皮毛。如果邪气留居不去，就进入孙脉；再留居不去，就进入络脉；如还是留居不去，就进入经脉，并向内深入到五脏，散布到肠胃之中。这时候身体内外都受到邪气侵袭，五脏损伤。这就是邪气从皮毛而入，最终影响到五脏的顺序，在这种情况下就应该调治其经脉。如果邪气从皮毛侵入，进入孙络后，就逗留而不去，由于络脉闭塞不通，邪气不得入于经脉，病邪就流溢在大络中，大络是人体十四经络的分支，因而会导致一些奇怪的疾病。人身大络是相互贯通交流的，邪气侵入大络后，就会从左流窜到右，从右流窜到左，或者上下流窜。病邪上下左右四处流窜，但只干扰到经脉的正常功能，不能进入经脉之中，因而随大络流布到四肢末端。因为邪气流窜没有固定的位置，常常病气在右而症状见于左,病气在左而症状见于右,所以必须右病治左,左病治右,才能祛除病邪,这种针刺络脉的方法就叫作"缪刺"。

【按语】

本段阐明邪气侵犯人体后传变的规律,以及缪刺法的应用原理。

# 四时刺逆从论篇第六十四（节选）

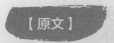

春气在经脉，夏气在孙络，长夏气在肌肉，秋气在皮肤，冬气在骨髓中。帝曰：余愿闻其故。岐伯曰：春者，天气始开，地气始泄，冻解冰释，水行经通，故人气在脉。夏者，经满气溢，入孙络受血，皮肤充实。长夏者，经络皆盛，内溢肌中。秋者，天气始收，腠理闭塞，皮肤引急。冬者盖藏，血气在中，内著骨髓，通于五脏。是故邪气者，常随四时之气血而入客也，至其变化不可为度，然必从其经气，辟除其邪，除其邪则乱气不生。

【白话解】

春天人身之气在经脉，夏天人身之气在孙络，长夏人身之气在肌肉，秋天人身之气在皮肤，冬天人身之气在骨髓中。黄帝说：我想听听其中的道理。岐伯说：春季，天地之间的阳气开始启动、生长，阴气开始趋于衰弱，冰冻的大地逐渐融化消解，江河流通，人身之气也开始旺盛、流通，所以说春天人身之气旺盛在经脉。夏季，是一年中阳气最旺的季节，人身经脉中的气血充盈并流溢到孙络，孙络得到气血的滋养，皮肤也变得润泽而充实。长夏季节，经脉和络脉中的气血都很旺盛，所以能充分地灌溉润泽肌肉。秋季，阳气开始收敛，毛孔随之关闭，皮肤纹理也收缩致密。冬季，阳气闭藏，人身的气血趋向闭藏于里，附着在骨髓，流通在五脏。所以邪气也往往随着四时人体气血的不同变化侵入人体相应的部位，导致各种不同的病变。至于病邪侵犯人体后产生的各种变化，是不可预测的。

因此必须顺应四时经气的变化及早进行调治,祛除侵入的邪气,那么气血就不会逆乱了。

【按语】

本段讨论人体气血运行随四时变化也有出入变化的规律,针刺治疗也必须顺应这些规律。

# 五常政大论篇第七十（节选）

天不足西北，左寒而右凉；地不满东南，右热而左温，其故何也？岐伯曰：阴阳之气，高下之理，太少之异也。东南方，阳也，阳者其精降于下，故右热而左温。西北方，阴也，阴者其精奉于上，故左寒而右凉。是以地有高下，气有温凉，高者气寒，下者气热，故适寒凉者胀，之温热者疮，下之则胀已，汗之则疮已，此腠理开闭之常，太少之异耳。

【白话解】

西北方阳气不足，因而北方寒而西方凉；东南方阴气不足，因而南方热而东方温。这是什么原因？岐伯回答说：天气的阴阳，地势的高低，都有太过与不及的差异。东南方属阳，阳气有余，阳精从上往下降，所以南方热而东方温。西北方属阴，阴气有余，阴精从下而上奉，所以北方寒而西方凉。因此，地势有高有低，气候有温有凉，地势高的地方气候寒凉，地势低的地方气候温热。西北寒凉的地方多胀病，东南温热的地方多疮疡。用下法治疗胀病则胀可消，用汗法治疗疮疡则疮疡自愈。这是气候和地理影响人体腠理开闭的一般情况，主要是太过和不及的区别。

【按语】

本段讨论地理条件对气候，以及人体的影响，提出了不同地域多发病的治疗方法。

　　帝曰：其于寿夭何如？岐伯曰：阴精所奉其人寿，阳精所降其人夭。帝曰：善。其病也，治之奈何？岐伯曰：西北之气散而寒之，东南之气收而温之，所谓同病异治也。故曰：气寒气凉，治以寒凉，行水渍之。气温气热，治以温热，强其内守。必同其气，可使平也，假者反之。

【白话解】

　　黄帝问：天气寒热与地势高低与人的寿命长短有什么关系？岐伯回答说：阴精上奉的地方，阳气坚固而不容易外泄，那里的人就长寿；阳精下降的地方，阳气容易发泄而不固密，所以那里的人就短命。黄帝说：说的好。但如果在不同的地方发生了病变，该如何处理？岐伯回答说：西北方天气寒冷，容易发生外寒里热证，应该疏散外寒，清其里热；东南方天气温热，阳气容易外泄，所以多内寒证，应该收敛外泄的阳气，而温其内寒。这就是所谓的"同病异治"，即同样是一种疾病，由于地理环境对人体的影响不同，治疗方法也有差异。所以说：气候寒凉的地方病变多内热，可用寒凉药物治疗，并可用药浴的方法散其外邪。气候温热的地方病变多内寒，可用温热药物治疗，以加强内部阳气的固守。治疗方法必须与该地区的气候一致，才能使人体正气平复，但临床还必须辨别一些特殊情况，如西北地区的人外有寒里无热，东南地区的人外虽温热里无寒，则又当用相反的方法治疗。

【按语】

　　本段介绍地理条件对寿命的影响，以及不同地域多发疾病的治疗方法。

一州之气，生化寿夭不同，其故何也？岐伯曰：高下之理，地势使然也。崇高则阴气治之，污下则阳气治之，阳胜者先天，阴胜者后天，此地理之常，生化之道也。

帝曰：其有寿夭乎？岐伯曰：高者其气寿，下者其气夭，地之小大异也，小者小异，大者大异。故治病者，必明天道地理，阴阳更胜，气之先后，人之寿夭，生化之期，乃可以知人之形气矣。

【白话解】

同属于一个地方，但生化规律及寿命长短有区别，是什么原因？岐伯回答说：虽在同一地方，但也有地理位置的差异，是由于地势高低的不同所造成的。地势高的地方，阴气偏盛，地势低的地方，阳气偏盛。阳气盛的地方气候温热，万物生化往往先于四时而早熟，阴气盛的地方气候寒冷，万物常后于四时而晚成，这是地势高低不同，影响生物生化有迟有早的一般规律。

黄帝问道：地势高低及生化迟早与人的寿命长短有关吗？岐伯回答说：地势高的地方，阴气盛，阳气固密，所以寿命长；地势低下的地方，阳气盛容易发泄，所以寿命短。而且地势高下相差有程度上的不同，相差小的寿命长短的差别也小，相差大的寿命长短的差别也大。所以治病必须顺应天地自然之道，了解地理环境的差异，阴阳的相胜，气候的先后，人的寿夭，生化的时间，才能了解人体形体与阳气是否协调一致，确立正确的治疗方法。

【按语】

本段讨论地理环境对物候及人体寿命的影响，提出治疗和预防疾病应该顺应自然规律，了解地理环境的差异。

能毒<sup>[1]</sup>者以厚药,不胜毒者以薄药,此之谓也。气反<sup>[2]</sup>者,病在上,取之下;病在下,取之上;病在中,傍取之。治热以寒,温而行之;治寒以热,凉而行之;治温以清,冷而行之;治清以温,热而行之。

【注释】

[1] 能毒:即耐毒。毒,指药性峻烈的药物。能,"耐"的通假字。

[2] 气反:指标本病气相反。

【白话解】

体质壮实能够耐受药性峻烈药物的人,可给以性味厚烈峻猛的药物;体质虚弱不能耐受药性峻烈药物的人,就给以性味薄而缓和的药物,说的就是这个道理。若疾病出现标本病候相反者,病在上则从下部治疗,病在下则从上部治疗,病在中央的,则从四旁治疗;治热病用寒性药,采用温服法;治寒病用热性药,采用凉服法;治温病用清凉药,采用冷服法;治寒性不甚的病变用温性药,采用热服法。

【按语】

本段讨论了根据体质用药的原则,以及用药方面的反佐法。

病有久新,方有大小,有毒无毒,固宜常制矣。大毒治病,十去其六,常毒治病,十去其七,小毒治病,十去其八,无毒治病,十去其九,谷肉果菜,食养尽之[1],无使过之,伤其正也。不尽,行复如法[2]。

【注释】

[1]谷肉果菜,食养尽之:服药未尽之症,可用谷物、肉食、水果、蔬菜等调养正气以消除之。

[2]行复如法:对邪气不除,病不愈者,继续用药,方法同上述。

【白话解】

病变有新久的不同,方剂有大小的区别,药物亦有有毒和无毒的不同,服药必须有一定的规则。凡用毒性大的药物治病,只能用到病邪除去十分之六,就应该停药,不可再服;用一般毒性的药物治病,只能用到病邪除去十分之七的程度;用毒性小的药物治病,可以用到病邪除去十分之八的程度;即使是用没有毒性的药物治病,也只能用到病邪除去十分之九,就应该停药。随后再用谷类、肉类、果类、蔬菜等饮食调养,使邪去正复而病痊愈。不要用药过度,以免伤其正气。如果邪气未尽,再用药时仍如上法。

【按语】

本段强调治病必须根据药物毒性调整用药剂量,并配合饮食疗法,恢复正气。

其久病者,有气从不康,病去而瘠,奈何?

化不可代,时不可违。夫经络以通,血气以从,复其不足,与众齐同,养之和之,静以待时,谨守其气,无使倾移,其形乃彰,生气以长,命曰圣王。故《大要》曰:无代化,无违时,必养必和,待其来复。此之谓也。

【白话解】

有久病的人,气机虽已调顺但身体没有完全康复,病虽已去而形体依然瘦弱,应当怎样调理?

自然界的各种生化规律,都有相应的季节和时令,人们必须顺应这些规律,不能违背。如果经络已经畅通,血气已经和顺,要完全恢复健康,像正常人一样,就必须注意饮食调养,并且要耐心等待,认真保养气血,不要出现偏差,身体才能彰显生机,生命元气不断增长,就接近于高明的养生者了。所以古代医经《大要》上说:不要以人力来代替天地之气化,不要违反四时的运行规律,必须善于调养,协调阴阳,等待正气的恢复。

【按语】

本段讨论久病愈后调养身体的原则。

# 六元正纪大论篇第七十一（节选）

　　黄帝问曰：妇人重身[1]，毒之何如？岐伯曰：有故无殒，亦无殒也。帝曰：愿闻其故何谓也？岐伯曰：大积大聚，其可犯也，衰其大半而止，过者死。

【注释】

　　[1]妇人重身：指妇女怀孕。

【白话解】

　　黄帝问道：妇女怀孕时患病，应如何使用药物呢？岐伯回答说：只要针对疾病而使用相应的药物，就不会使母体受到伤害，也不会损伤胎儿。黄帝说：我想听听这是什么道理呢？岐伯说：妇女虽然怀孕，如果有大积大聚的病证，亦是可以攻伐的，但在积聚去除大半之后，就要停止攻伐，否则攻伐太过，就会致人死亡。

【按语】

　　本段提出孕妇治疗用药的原则。

# 至真要大论篇第七十四（节选）

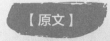

【原文】

　　帝曰：其主病何如？岐伯曰：司岁备物[1]，则无遗主矣。帝曰：司岁物何也？岐伯曰：天地之专精也。帝曰：司气者何如？岐伯曰：司气者主岁同，然有余不足也。帝曰：非司岁物何谓也？岐伯曰：散也，故质同而异等也，气味有薄厚，性用有躁静，治保有多少，力化有浅深，此之谓也。

【注释】

　　[1] 司岁备物：根据不同年份的气候变化采集顺应时令生长的药物。

【白话解】

　　黄帝问：怎样选择主治疾病的药物？岐伯说：必须根据不同年份气候的变化特点采集应时生长的药物，那么治疗各种疾病的优质药物就不会有所短缺，就可以保证治疗的效果。黄帝道：为什么要采备应时而生的药物？岐伯说：因为应时的药物，得天地精专之气，药物性能与当年岁运特点完全一致，所以质地优良。黄帝又问：司岁运的药物怎样？岐伯说：司岁运的药物与主岁的药物相同，但是有太过不及的区别，太过之年药性厚，不及之年药性薄。黄帝说：不是当年应时而生的药物，又怎样呢？岐伯说：这些药物气散而不专，与应时而生的药物相比较，外形虽然一样，但药物质量却有等级差异，气味有轻重浓淡，功效有快慢，对人的补益作用有强弱，作用的范围有大小，药力所及也有浅深的差异，说的就是这个道理。

【按语】

　　本段提出药物质量与季节气候、采集时间的关系。

五味阴阳之用何如？岐伯曰：辛甘发散为阳，酸苦涌泄为阴，咸味涌泄为阴，淡味渗泄为阳。六者或收或散，或缓或急，或燥或润，或耎或坚，以所利而行之，调其气使其平也。

【白话解】

药物和食物的五味阴阳属性及作用如何？岐伯说：辛辣、甘甜味的药物具有发散作用，属阳；酸、苦味的药物具有涌吐、泄下作用，属阴；咸味的药物也有涌吐、泄下作用，所以属阴；淡味的药物具有渗湿、通利作用，属阳；这六种性味的药物，功用各不相同，有的收敛，有的发散，有的缓和，有的迅急，有的干燥，有的濡润，有的柔软，有的坚实，要根据病情选择具有不同作用的药食，才能调和气机，使阴阳达到平衡。

【按语】

本段阐述药食五味的阴阳属性和功效。

【原文】

夫五味入胃，各归所喜，故酸先入肝，苦先入心，甘先入脾，辛先入肺，咸先入肾，久而增气，物化之常也。气增而久，夭之由也。

【白话解】

　　五味进入人体之后，各有其主要作用的五脏，如酸味先入肝，苦味先入心，甜味先入脾，辣味先入肺，咸味先入肾。长期服用某一种味道偏盛的药食，就会使相应的五脏之气偏盛，这是气化作用的一般规律。如果五脏气机长期过盛偏亢，就会导致疾病的发生。

【按语】

　　本段讨论长期服用同一性味的药食对人体的危害。

# 疏五过论篇第七十七（节选）

【原文】

尝贵后贱,虽不中邪,病从内生,名曰脱营。尝富后贫,名曰失精。

【白话解】

如果以前社会地位高,后来失势,虽然没有感受外邪,疾病也会由内而生,这种病叫"脱营"。也有以前生活富裕,后来贫困潦倒,出现由内而生的病变,称为"失精"。

【原文】

暴乐暴苦,始乐后苦,皆伤精气,精气竭绝,形体毁沮[1]。暴怒伤阴,暴喜伤阳,厥气上行,满脉去形[2]。

【注释】

[1] 形体毁沮:即形体败坏。沮,败坏之意。

[2] 满脉去形:满脉,血气壅满上逆。去形,去其神形。

【白话解】

过度的欢乐或痛苦,或先欢乐而后痛苦,都能耗伤精气,使精气衰竭,形体毁坏。过怒能够损伤阴精,暴喜能够损伤阳气,阴阳失调,气机运行紊乱,厥逆上行,导致经脉胀满,形体损伤。

故贵脱势,虽不中邪,精神内伤,身必败亡。始富后贫,虽不伤邪,皮焦筋屈,痿躄为挛。

【白话解】

原来高官显爵的人,一旦失势,虽然没有遭受外邪侵害,但精神已经受到伤害,从而使身体败坏,甚至死亡。原来富有后来贫穷的人,虽无外邪侵袭,也会皮毛枯憔,筋脉拘急,而发生四肢痿弱或拘挛等疾病。

【原文】

尝富大伤,斩筋绝脉,身体复行,令泽不息,故伤败结,留薄归阳,脓积寒炅。

【白话解】

原来富有的人,由于失去了财势而使身心受到大的伤害,致使筋脉消损衰绝,却仍勉强劳作,以致津液不能滋生,原有的旧伤及败结的气血,郁而从阳化热,使肌肉腐烂化生痈脓而产生寒热病变。

【按语】

以上四段讨论精神因素导致五脏之气逆乱或内在精气竭绝,外在形体败坏,可以产生严重的病变。

# 方盛衰论篇第八十（节选）

肺气虚，则使人梦见白物，见人斩血借借，得其时则梦见兵战。肾气虚，则使人梦见舟船溺人，得其时则梦伏水中，若有畏恐。肝气虚，则梦见菌香生草，得其时则梦伏树下不敢起。心气虚，则梦救火阳物，得其时则梦燔灼。脾气虚，则梦饮食不足，得其时则梦筑垣盖屋。此皆五脏气虚，阳气有余，阴气不足。合之五诊，调之阴阳，以在《经脉》。

【白话解】

肺气虚可能梦见白色的物体，或梦见杀人流血，尸体狼藉，当金旺之时，则梦见战争。肾气虚可能梦见沉船淹死人，当水旺之时，则梦见潜入水中，好像碰上了让人害怕的事情。肝气虚可能梦见菌香和生草，当木旺之时，则梦见自己倒在树下不敢起来。心气虚可能梦见救火的情景和属火的物体，当火旺之时，则梦见大火在焚烧。脾气虚可能梦见食物不够，当土旺之时，则梦见盖房砌墙。这些梦境都是五脏气虚所导致，是五脏阳气有余，阴气不足所引起的现象。应当结合五脏病变可能出现的其他症状来调理阴阳，这些内容已在《经脉》篇中详细论述。

【按语】

本段阐述五脏气虚与梦境的关系，可以结合其他临床表现，将梦境作为临床分析病机的佐证。

# 刺法论篇第七十二（遗篇）（节选）

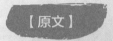

五疫[1]之至，皆相染易，无问大小，病状相似，不施救疗，如何可得不相移易者？岐伯曰：不相染者，正气存内，邪不可干，避其毒气。

**【注释】**

[1] 五疫：运用五行学说归类，将疫疠分为金疫、木疫、水疫、火疫、土疫五种。

**【白话解】**

五疫流行，都具有传染性，不论大人小孩，所表现出的病状都相似，如果没有及时治疗，有什么办法可以让其他人不被传染呢？岐伯回答说：一方面要使正气充实于内，邪气才不会侵犯，另一方面还应该避开疫毒之气。

**【按语】**

本段提出传染病的预防方法。

# 本病论篇第七十三（遗篇）（节选）

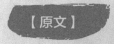

【原文】

得神者昌，失神者亡。

【白话解】

神气充沛的人身体健康，神气散失的人就会死亡。

【按语】

本段强调神的重要性。

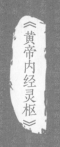

《黄帝内经灵枢》

# 邪气脏腑病形第四(节选)

黄帝曰:阴之与阳也,异名同类,上下相会,经络之相贯,如环无端。邪之中人,或中于阴,或中于阳,上下左右,无有恒常,其故何也?岐伯曰:诸阳之会,皆在于面。人之方乘虚时,及新用力,若饮食汗出腠理开,而中于邪。中于面则下阳明,中于项则下太阳,中于颊则下少阳,其中于膺[1]背两胁亦中其经。

【注释】
[1]膺:胸部。

【白话解】
黄帝说:阴经和阳经,尽管名称不同,但都属于经络,是气血运行的通道,分别在人体的上部或下部相会合,使经络之间相互贯通,像圆环一样没有尽头。外邪侵袭人体时,有的侵袭阴经,有的侵犯阳经,而发病部位又不固定,或上或下或左或右,这是什么缘故呢?岐伯回答说:手足三阳经在头面部会合。邪气通常在人体正气不足的时候侵袭人体,如过度劳累,或因进食时汗出,导致毛孔开泄,容易感受邪气。邪气侵入面部,由此向下进入足阳明胃经;邪气侵入项部,由此向下进入足太阳膀胱经;邪气侵入颊部,由此向下进入足少阳胆经。如果外邪直接侵犯了胸部、脊背以及两侧的胁肋部,则会分别进入所属的三阳经。

【按语】
本段阐述经脉的循行特点以及邪气侵犯阳经的途径。

　　黄帝曰：其中于阴奈何？岐伯答曰：中于阴者，常从臂胻[1]始。夫臂与胻，其阴皮薄，其肉淖泽[2]，故俱受于风，独伤其阴。

　　黄帝曰：此故伤其脏乎？岐伯答曰：身之中于风也，不必动脏。故邪入于阴经，则其脏气实，邪气入而不能客，故还之于腑。故中阳则溜于经，中阴则溜于腑。

【注释】

　　[1] 胻：小腿。

　　[2] 淖泽：柔润。

【白话解】

　　黄帝问：外邪侵袭阴经的情况是怎样的？岐伯回答说：外邪侵入阴经，通常从手臂或小腿的内侧开始。因为这些部位，皮肤较薄，肌肉也较为柔弱，所以尽管身体各部位都同样感受到风邪，但这些部位却最容易受伤。

　　黄帝问：外邪侵袭了阴经之后，会伤害五脏吗？岐伯回答说：尽管身体感受了风邪，却不　定会影响到五脏。外邪侵犯阴经，如果五脏之气充实，即使邪气侵入五脏，也不会滞留，而是从五脏出于六腑。因此说阳经感受邪气，本经可直接发病；而阴经感受了邪气，如果脏气充实，邪气就会由里出表，导致和五脏相表里的六腑发病。

【按语】

　　本段说明邪气侵犯阴经的情况及传变规律。

黄帝曰：邪之中人脏奈何？岐伯曰：愁忧恐惧则伤心，形寒寒饮则伤肺，以其两寒相感，中外皆伤，故气逆而上行。有所堕坠，恶血留内，若有所大怒，气上而不下，积于胁下，则伤肝。有所击仆，若醉入房，汗出当风，则伤脾。有所用力举重，若入房过度，汗出浴水，则伤肾。

【白话解】

黄帝问：病邪侵袭人体五脏的情形是怎样的？岐伯回答说：愁忧恐惧等情绪变化过度，就会使心受伤。形体受寒，又过食寒凉饮食，两寒相兼，会损伤肺。因为表里寒邪内外相应，使在内的肺脏和在外的皮毛都受到伤害，导致肺气失于宣降而上逆，发生喘、咳等病症。从高处坠落跌伤，瘀血留滞在体内，如果碰巧此时又遇上大怒的情绪刺激，就会导致气机上逆，血亦随之上行，郁结于胸胁之下，使肝受伤。倘若被击打或跌倒在地，或醉后行房事以致汗出后受风着凉，会使脾受伤。倘若用力提举过重的物品，或房事过度，或出汗后用冷水沐浴，会使肾受伤。

【按语】

本段阐述邪气入侵五脏的原因，提示脏腑病变并非单纯的邪气损伤，通常由内外合邪导致。

黄帝问于岐伯曰：首面与身形也，属骨连筋，同血合气耳。天寒则裂地凌冰，其卒寒或手足懈惰，然而其面不衣何也？岐伯答曰：十二经脉，三百六十五络，其血气皆上于面而走空窍，其精阳气上走于目而为睛，其别气走于耳而为听，其宗气上出于鼻而为臭，其浊气出于胃走唇舌而为味，其气之津液皆上熏于面，而皮又厚，其肉坚，故天气甚寒不能胜之也。

【白话解】

黄帝问岐伯说：人的头面部和全身上下各部分，筋骨相连，气血相合运行。天气寒冷的时候，大地冻裂，冰雪凌人，如果猝然变冷，人们往往缩手缩脚，懒于动作，而面部却露在外面，并不用像身体那样必须穿上衣服才能御寒，这是什么缘故？岐伯回答说：全身的十二条经脉以及与之相通的三百六十五络脉，其所有的血气都是上达于头面部而分别入于各个孔窍之中。阳气的精微上注于眼目，使眼能视物；旁行的经气从两侧上注于耳，使耳能听声；积于胸中的宗气上出于鼻，使鼻能嗅气味；还有胃腑的谷气，从胃上达于唇舌，而使舌能够辨别五味。尤其是各种气化所产生的津液都上行熏蒸到面部，加之面部的皮肤较厚，肌肉坚实，所以即使在极冷的天气，也仍能抗拒寒气而不畏寒冷。

【按语】

本段说明面部不畏严寒的原因。

# 寿夭刚柔第六（节选）

黄帝问于伯高曰：余闻形有缓急，气有盛衰，骨有大小，肉有坚脆，皮有厚薄，其以立寿夭奈何？伯高答曰：形与气相任则寿，不相任则夭。皮与肉相果[1]则寿，不相果则夭。血气经络胜形则寿，不胜形则夭。

黄帝曰：何谓形之缓急？伯高答曰：形充而皮肤缓者则寿，形充而皮肤急者则夭，形充而脉坚大者顺也，形充而脉小以弱者气衰，衰则危矣。若形充而颧不起者骨小，骨小则夭矣。形充而大肉䐃[2]坚而有分者肉坚，肉坚则寿矣；形充而大肉无分理不坚者肉脆，肉脆则夭矣。此天之生命，所以立形定气而视寿夭者。必明乎此立形定气，而后以临病人，决死生。

黄帝曰：余闻寿夭，无以度之。伯高答曰：墙基卑，高不及其地者，不满三十而死；其有因加疾者，不及二十而死也。

黄帝曰：形气之相胜，以立寿夭奈何？伯高答曰：平人而气胜形者寿；病而形肉脱，气胜形者死，形胜气者危矣。

【注释】

[1] 相果：皮厚肉坚。
[2] 䐃：肩背等肌肉突起部位。

【白话解】

黄帝问伯高说：我听说人的形体有缓有急，元气有盛有衰，骨骼有大有小,肌肉有坚有脆,皮肤有厚有薄,根据这些情况,怎样可以判断人的寿命长短呢?伯高回答说:形体与气机协调,寿命较长;不相协调,就会夭亡。皮肤致密肌肉坚实,相互包裹紧致者长寿,不相包裹的就会夭亡。血气经络旺盛充实,胜过外表形体的,就会长寿;反之,经络血气衰退空虚,不能胜过形体的,就会夭亡。

黄帝问:什么叫作形体的缓急?伯高回答说:形体充实而皮肤和缓寿命长;形体充实而皮肤紧张寿命短。形体充实而脉象坚大称为顺;形体充实而脉象弱小是气虚不足的征象,这样就比较危险。形体充实而面部颧骨低平,是骨骼弱小,骨小容易夭亡。形体充实而手臂、大腿、臀部肌肉丰满称为肉坚,肉坚的人长寿;形体充实而臀部肌肉瘦削,没有肤纹且不坚实的称为肉脆,肉脆的人寿命短。这些都是由各人先天禀赋不同所导致,所以通过判定外在形体和内在元气的盛衰,以及形体与气血之间是否协调平衡,就能够推测出人的寿命长短。作为医生必须明白这个道理,懂得如何确定形体的强弱,鉴别气机的盛衰,形与气之间是否平衡协调,才能在临床诊察病人的过程中,判断生死预后。

黄帝说:我听说人的寿命长短无法测度。伯高回答说:如果耳朵周围的骨骼塌陷,低平窄小,高度还不及耳前肌肉,这样的人不满三十岁就会夭亡;再加上因外感内伤等原因而患有其他疾病,那么不满二十岁就会夭亡了。

黄帝问:形体与气机相比较有太过与不及的差别,怎样通过它来辨别人的寿命长短?伯高回答说:正常人气足神全胜过形体的会长寿。生病的人,如果形休肌肉已消瘦不堪而脱陷,即使气机没有衰减,但由于形体恢复困难,形脱则气难独存,所以仍导致死亡;假如形能胜气,由于元气已经衰竭,气衰神衰,即使外表的形肉没有脱减,病情也同样很危重,不会长寿。

【按语】

本段通过观察人体外部组织结构判断寿命长短。

# 本神第八（节选）

生之来谓之精，两精相搏谓之神，随神往来者谓之魂，并精而出入者谓之魄，所以任物者谓之心，心有所忆谓之意，意之所存谓之志，因志而存变谓之思，因思而远慕谓之虑，因虑而处物谓之智。故智者之养生也，必顺四时而适寒暑，和喜怒而安居处，节阴阳而调刚柔，如是则僻邪不至，长生久视。

【白话解】

那种与生俱来而维持人体生命活动的基本物质称为精，阴阳两精结合而生成的东西称为神，依赖于神而又与之往来变化的东西称为魂，依赖于先天之精而又与之往来活动的东西称为魄，用来接受外界事物的刺激而又能做出相应反应的东西称为心，心所进行的思维活动称为意，思维活动中所形成的认识称为志，根据这种感性认识而进行的反复考虑的过程称为思，在思的基础上进行的由近及远的推想称为虑，在虑的基础上形成的正确对待事物的能力称为智。所以能够正确对待事物的智者在养生方面，一定能够顺应四季气候的寒暑变化，使情绪正常而安于所处的环境，调和阴阳而使刚柔相济。如此才不至于被虚邪贼风所侵袭，从而可以延年益寿。

【按语】

本段揭示精神魂魄及思维的形成过程，以及智者的养生方法。

是故怵惕思虑[1]者则伤神,神伤则恐惧,流淫而不止。因悲哀动中者,竭绝而失生。喜乐者,神惮散[2]而不藏;愁忧者,气闭塞而不行;盛怒者,迷惑而不治;恐惧者,神荡惮而不收。

心怵惕思虑则伤神,神伤则恐惧自失,破䐃脱肉[3],毛悴色夭[4],死于冬。脾愁忧而不解则伤意,意伤则悗乱,四肢不举,毛悴色夭,死于春。肝悲哀动中则伤魂,魂伤则狂妄不精,不精则不正,当人阴缩而挛筋,两胁骨不举,毛悴色夭,死于秋。肺喜乐无极则伤魄,魄伤则狂,狂者意不存人,皮革焦,毛悴色夭,死于夏。肾盛怒而不止则伤志,志伤则喜忘其前言,腰脊不可以俯仰屈伸,毛悴色夭,死于季夏。

恐惧而不解则伤精,精伤则骨酸痿厥,精时自下。是故五脏主藏精者也,不可伤,伤则失守而阴虚,阴虚则无气,无气则死矣。

【注释】

[1] 怵惕思虑:惊恐、焦虑。

[2] 惮散:涣散之意。

[3] 破䐃脱肉;指肌肉消瘦、脱陷。

[4] 毛悴色夭:皮毛憔悴,色泽枯槁。

【白话解】

恐惧思虑的情绪太过,神气就会受到损伤。神气受到损伤,就会惊慌不安,阴精流泄不止。因悲哀过度而内伤精气,就会导致神气衰竭而死亡。喜乐过度的话,神气就会四散而不能藏守于内;愁忧过度,气机就会闭塞而不能正常运行;过度发怒,神志昏迷惶惑而散乱;恐惧过度,神气就会散失而难以收聚。

心因过度恐惧思虑就会使其所藏的神受到伤害,神受到伤害就会因恐惧而不能自主,并且会使肌肉消瘦下陷、毛发衰败、面色灰黯,从而预示着会在冬季死亡;脾因忧愁不解就会使其中所藏的意受到伤害,意受到伤害就会昏迷烦乱,并且会使四肢无力举动、毛发衰败、面色灰黯,从而预示着会在春季死亡;肝因悲哀过度就会使魂受到伤害,魂受到伤害就会狂乱而处事有失精明,处事有失精明便会邪妄不正,并且会使阴器萎缩、筋脉拘挛、两胁肋下垂、毛发衰败、面色灰黯,从而预示着会在秋季死亡;肺因喜极无度就会使魄受到伤害,魄受到伤害就会导致癫狂,癫狂的人对外界的刺激无动于衷,旁若无人,并且皮肤干枯、毛发衰败、而色灰黯,从而预示着会在夏季死亡;肾因过度发怒而不止就会使志受到伤害,志受到伤害就会容易对从前说过的话失去记忆,并且使腰脊难以自如地俯仰屈伸、毛发衰败、面色灰黯,从而预示着会在夏末之月死亡。

过度恐惧的情绪摆脱不掉就会使精受到伤害,精受到伤害骨节就会酸软,阳气就会衰竭,进而常常发生遗精现象。因此,五脏是主藏守精气的器官,不能被伤害,如果受到伤害就会丧失藏守的功能而导致真阴亏虚,真阴亏虚就会失去正气的化源,失去正气的化源就会导致死亡。

【按语】
本段讨论各种过激的情志活动导致的形神病证,提示健康的精神情志活动对养生防病的重要性。

# 经脉第十（节选）

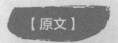

【原文】

  雷公问于黄帝曰：《禁服》之言，凡刺之理，经脉为始，营其所行，知其度量，内次五脏，外别六腑，愿尽闻其道。黄帝曰：人始生，先成精，精成而脑髓生，骨为干，脉为营，筋为刚，肉为墙，皮肤坚而毛发长，谷入于胃，脉道以通，血气乃行。雷公曰：愿卒闻经脉之始生。黄帝曰：经脉者，所以能决死生，处百病，调虚实，不可不通。

【白话解】

  雷公问黄帝：《禁服》提到，要掌握针刺治病的原理，首先就应该了解经脉循行的部位和起止位置，掌握经脉的度量标准，以及经脉在内与五脏相连属，在外与六腑相通应的关系。希望详细地听听其中的道理。黄帝说：人的胚胎孕育，源自父母，首先形成精，精成之后再生成脑髓，然后逐渐成形；以骨骼为支柱，以经脉为营运气血的通道，以筋脉为刚劲的约束强固骨骼，以肌肉作为保护内在脏腑和筋骨血脉的墙壁，皮肤坚固之后，毛发就会生长出来了。人出生以后，五谷入胃，化生精微充养全身，气血在经脉中运行不息，如环无端。雷公说：我希望能够全面地了解经脉的起始所在及其在周身循行分布的情况。黄帝说：经脉能够运行气血，濡养周身，能以此判断预后，决断死生，诊断疾病，调和虚实，治疗疾病，所以不能不通晓有关经脉的知识。

【按语】

  本段说明人体的形成过程及经脉的作用。

# 脉度第十七（节选）

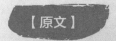

【原文】

五脏常内阅[1]于上七窍也,故肺气通于鼻,肺和则鼻能知臭香矣;心气通于舌,心和则舌能知五味矣;肝气通于目,肝和则目能辨五色矣;脾气通于口,脾和则口能知五谷矣;肾气通于耳,肾和则耳能闻五音矣。五脏不和则七窍不通,六腑不和则留为痈。

【注释】

[1] 阅:经历之意,在此引申为相通。

【白话解】

五脏精气的盛衰常可以从人体头面七窍反映出来。肺气通于鼻,肺的功能正常,鼻才能闻到各种气味;心气通于舌,心的功能正常,舌才能辨别各种滋味;肝气通于眼,肝的功能正常,眼睛才能辨别各种颜色;脾气通于口,脾的功能正常,口中才能辨别食物的各种味道;肾气通于耳,肾的功能正常,双耳才能听见各种声音。五脏的功能失于调和,与其对应的七窍就不能正常地发挥功能;六腑的功能失于调顺,邪气就会滞留结聚而生成痈疡。

【按语】

本段阐述五脏与七窍的通应关系。

# 营卫生会第十八（节选）

【原文】

人受气于谷,谷入于胃,以传与肺[1],五脏六腑,皆以受气,其清者为营,浊者为卫[2],营在脉中,卫在脉外,营周不休,五十而复大会,阴阳相贯,如环无端。

【注释】

[1] 以传与肺:水谷精气经脾气升散而上归于肺。

[2] 清者为营,浊者为卫:清、浊,此指气的性质刚柔而言。营气精专柔和为清,卫气剽悍滑利为浊。

【白话解】

人身的营卫之气由水谷产生,水谷进入胃中,化生为水谷精气,上传到肺,借肺气的输布功能传送周身,使五脏六腑都能接受水谷精气。水谷精气中性质柔顺而富于营养作用者为营气,性质剽悍者为卫气,营气循行在经脉之中,卫气行于经脉之外,营卫二气没有休止地循行运转,一昼夜运行人体五十周次,然后互相会合,会合后又分别沿着阴经阳经交替循环运转,没有终止。

【按语】

本段说明人身营卫两气的生成、性质及运行。

壮者之气血盛,其肌肉滑,气道通,荣卫之行不失其常,故昼精而夜瞑。老者之气血衰,其肌肉枯,气道涩,五脏之气相搏[1],其营气衰少而卫气内伐[2],故昼不精,夜不瞑。

【注释】

[1]五脏之气相搏:五脏的功能不相协调。

[2]营气衰少而卫气内伐:营气衰少,指营卫俱衰。卫气内伐,指卫气内扰而营卫运行紊乱。

【白话解】

年轻人气血旺盛,肌肉滑利,经脉畅通,营气和卫气能正常地运行,因此白天精神清爽、精力充沛,夜晚睡眠也安稳。而老年人气血衰弱,肌肉消瘦干枯,气血运行的通道艰涩不通,五脏之气就不能相互沟通和协调,营气衰少,卫气内扰,营卫失调,不能以正常规律运行,因此表现为白天精力不充沛,而夜晚难以入睡。

【按语】

本段说明营卫运行与睡眠的关系。

【原文】

中焦亦并胃中,出上焦之后[1],此所受气者,泌糟粕,蒸津液,化其精微,上注于肺脉,乃化而为血,以奉生身,莫贵于此,故独得行于经隧,命曰营气。

黄帝曰:夫血之与气,异名同类,何谓也? 岐伯答曰:营卫者,精气也,血者,神气也,故血之与气,异名同类焉。故夺血者无汗,夺汗者无血,故人生有两死,而无两生[2]。

【注释】

[1] 中焦亦并胃中,出上焦之后:中焦输出营气的部位,在上焦的下面。

[2] 人生有两死,而无两生:两,指夺血、夺汗两者而言。有两死,谓既夺其血,又夺其汗,故为死症。无两生,谓夺血而不夺汗,夺汗而不夺血,尚有回生之机。

【白话解】

中焦也是出自胃的上口,在上焦之下,中焦所受的水谷之气,经过排泌糟粕、蒸发津液,而将化生出精微的物质,上行注于肺脉,同时将水谷化生的精微物质化为血液,以濡养全身。这种气是人身上最珍贵的物质,能够独自通行于十二经脉之中,名为营气。

黄帝说: 血和气,虽然名字不同,但都是同一类物质,这是什么意思呢? 岐伯回答说: 营气和卫气都源自水谷精气,血是营气经过神妙变化而生成的,实际上也是水谷精气所化生,因此血与营卫之气,虽然不同名,却是同一类物质。所以说血液耗伤过度的人不能再发其汗,因为汗出则卫气亦伤;出汗过多而伤卫气的人也不能再用活血放血疗法。因此既脱汗又亡血则病情危重,仅有脱汗或仅有失血则尚有生机。

【按语】

本段说明营卫与血汗的关系。

# 口问第二十八（节选）

夫百病之始生也，皆生于风雨寒暑，阴阳喜怒，饮食居处，大惊卒恐，则血气分离，阴阳破败，经络厥绝，脉道不通，阴阳相逆，卫气稽留，经脉虚空，血气不次，乃失其常。

【白话解】

各种疾病的发生，大多是风雨寒暑侵袭于外，房室不节，或喜怒过度，饮食失调，起居无常，以及突受惊吓等原因导致体内气血分离而逆乱，阴阳失去平衡，经络闭阻、脉道不通，阴阳失调，卫气滞留于内，经脉空虚，气血循行紊乱，体内的平衡失去正常而造成疾病。

【按语】

本段阐述疾病发生的原因。

【原文】

黄帝曰：人之欠者，何气使然？岐伯答曰：卫气昼日行于阳，夜半则行于阴。阴者主夜，夜者卧；阳者主上，阴者主下。故阴气积于下，阳气未尽，阳引而上，阴引而下，阴阳相引，故数欠。阳气尽，阴气盛，则目瞑;阴气尽而阳气盛,则寤矣。

黄帝曰:人之哕者,何气使然? 岐伯曰:谷入于胃,胃气上注于肺。今有故寒气与新谷气,俱还入于胃,新故相乱,真邪相攻,气并相逆,复出于胃,故为哕。

黄帝曰:人之唏者,何气使然? 岐伯曰:此阴气盛而阳气虚,阴气疾而阳气徐,阴气盛而阳气绝,故为唏。


【白话解】

黄帝问:人打哈欠,是什么气造成的? 岐伯回答说:卫气白天行于人身的阳分,夜间行于人身的阴分,阴气主于夜间,夜间人的主要生命活动是睡眠;阳气主生发而向上,阴气主沉降而向下。因此入夜之前,阴气沉积于下,阳气开始入于阴分,但还没有尽入的时候,阳气引阴气向上,阴气引阳气向下,阴阳相引,于是不停地打哈欠。入夜之后,阳气已尽入于阴分,所以能够安静的睡眠;到黎明时阴气将尽,而阳气渐盛,就会清醒了。

黄帝问:人患呃逆证,是什么气造成的? 岐伯说:食物入于胃,化成精微上注于肺。如果胃中素有寒气,饮食水谷进入胃中之后,新生的水谷精微之气与原有的寒气相互搏结,正邪相攻,二气混杂而上逆,再从胃中逆行而出,而成为呃逆之证。

黄帝问:人发生唏嘘抽泣,是什么气造成的? 岐伯说:阴气盛而阳气虚,阴气运行快速而阳气运行缓慢,甚至阴气亢盛而阳气衰微而造成的,所以出现唏嘘抽泣。


【按语】

本段论述了哈欠、呃逆、抽泣产生的原因。

邪之所在,皆为不足。故上气不足,脑为之不满,耳为之苦鸣,头为之苦倾,目为之眩;中气不足,溲便为之变,肠为之苦鸣;下气不足,则乃为痿厥心悗。

【白话解】

邪气侵入,都是因为正气不足所致。上焦正气不足,不能充养脑髓,可见脑中空虚,耳鸣,头部支撑无力而低垂,晕眩;中焦正气不足,可见二便失调,肠鸣;下焦正气不足,可见两足微弱无力而厥冷,心中窒闷。

【按语】

本段阐述上、中、下三焦正气不足的症状表现。

# 师传第二十九（节选）

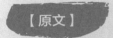

【原文】

入国问俗，入家问讳，上堂问礼，临病人问所便。

【白话解】

去到另一个国家，首先要了解当地的风俗习惯；去到一个家庭，首先要了解人家有什么忌讳；进入别人的居室，也要问清礼节；诊察疾病，首先要问清病人的喜好，以便于更好地治疗。

【按语】

本段指出诊治病人要了解他们的生活习惯及喜好。

【原文】

王公大人、血食[1]之君，骄恣从欲，轻人而无能禁之，禁之则逆其志，顺之则加其病，便之奈何？治之何先？岐伯曰：人之情，莫不恶死而乐生，告之以其败，语之以其善，导之以其所便，开之以其所苦，虽有无道之人，恶有不听者乎？

便其相逆者奈何？岐伯曰：便此者，食饮衣服，亦欲适寒温，寒无凄怆,暑无出汗。食饮者,热无灼灼,寒无沧沧,寒温中适,故气将持,乃不致邪僻也。

【注释】

[1] 血食:吃荤食。

【白话解】

那些享受高官厚禄、生活优裕、常吃肉食的人,骄横自大,恣意妄行,轻视别人而不肯接受规劝,如果规劝他遵守医嘱就会违背他的意愿,但如果顺从他的意愿,就会加重其病情,这种情况又应当如何处置呢? 岐伯说:害怕死亡而愿意生存是人之常情,告诉病人不遵守医嘱的危害,讲清楚遵从医嘱对恢复健康的好处。同时引导病人接受适宜的养生和保健方法,指明任何不适应疾病恢复的行为都只会带来更大的痛苦,如此引导,即使再不通情理的人也会听从。

如果性情与病情矛盾,应当如何处理呢? 岐伯说:针对这种情况,要让病人调整饮食起居,顺应天气变化。天冷时,应当加厚衣服而不要着凉;天热时,减少衣服而不要汗出太多;饮食应寒热适中,不要过冷过热,这样正气就能固守于体内,邪气就不会进一步侵害人体。

【按语】

本段说明应根据情况进行劝慰,提示精神心理因素在防治疾病中的重要作用。

五脏六腑者,肺为之盖,巨肩陷咽,候见其外。

五脏六腑,心为之主,缺盆[1]为之道,骺骨有余,以候𩩲骬[2]。

肝者主为将,使之候外,欲知坚固,视目小大。

脾者主为卫,使之迎粮,视唇舌好恶,以知吉凶。

肾者主为外,使之远听,视耳好恶,以知其性。

六腑者,胃为之海,广骸、大颈、张胸,五谷乃容。鼻隧以长,以候大肠。唇厚人中长,以候小肠。目下果大,其胆乃横。鼻孔在外,膀胱漏泄。鼻柱中央起,三焦乃约。此所以候六腑者也。上下三等,脏安且良矣。

【注释】

[1]缺盆:锁骨上窝中央。

[2]𩩲骬:胸骨剑突。

【白话解】

五脏六腑之中,肺的位置最高,为五脏六腑的华盖,可通过肩部的上下动态,咽部的升陷情况,来测知肺的虚实。

心为五脏六腑的主宰,为血脉运行的主要通路,观察缺盆两旁肩端骨距离的远近,再配合观察胸骨剑突的长短,就可以测知心脏的大小坚脆等情况。

肝为将军之官,能够抵御外邪,欲知肝脏的坚固情况,则可以通过观察眼睛的大小来进行判断。

脾保卫人体健康,能受纳饮食,化生为食物精华输送到身体各部分,通过观察唇舌口味的情况,可以推断脾病预后的好坏。

肾脏的功能在外表现的主要在于人的听觉,根据听力的强弱,可以判断肾脏的虚实。

六腑中,胃为水谷之海,如果脸颊部肌肉丰满、颈部粗壮、胸廓宽广,胃就能容纳足量水谷。鼻道深长,可以推测大肠的功能情况。嘴唇厚,人中沟长,可推测小肠的功能情况。下眼睑大,胆气就强。鼻孔外翻,膀胱存储尿液不正常,可出现小便漏泄。鼻梁中央高起,三焦功能固密。这些就是六腑的外在征候。面部的上、中、下三部相等,内脏功能正常而安定。

【按语】

本段根据躯体及面部特征诊察五脏六腑功能。

# 决气第三十

黄帝曰：余闻人有精、气、津、液、血、脉，余意以为一气耳，今乃辨为六名，余不知其所以然。岐伯曰：两神相搏，合而成形，常先身生，是谓精。何谓气？岐伯曰：上焦开发，宣五谷味，熏肤、充身、泽毛，若雾露之溉，是谓气。何谓津？岐伯曰：腠理发泄，汗出溱溱[1]，是谓津。何谓液？岐伯曰：谷入气满，淖泽注于骨，骨属[2]屈伸，泄泽，补益脑髓，皮肤润泽，是谓液。何谓血？岐伯曰：中焦受气取汁[3]，变化而赤，是谓血。何谓脉？岐伯曰：壅遏营气，令无所避，是谓脉。

【注释】

[1] 溱溱：形容汗出很多的样子。

[2] 骨属：骨所附属的组织，指关节及所附属的部分。

[3] 受气取汁：受气，此处"气"指水谷所化生的营气；取汁，即吸取水谷中的液汁。均为生成血液的最基本物质。

【白话解】

黄帝说：我听说人体有精、气、津、液、血、脉的说法，我认为这只是同一种气，现在却把它分为六种，我不懂其中的道理。岐伯说：男女交合之后，可以产生新的生命体，在形体出现以前，构成人体的基本物质，就叫作精。黄帝问：什么是气？岐伯说：上焦把饮食精微物质宣发布散到全身，可以温煦皮肤、充实形体、滋润毛发，就像雾露灌溉各种生物一样，这就叫作气。黄帝问：什么是津？岐伯说：肌腠疏泄太过，汗出过多，这样的汗就叫作津。黄帝问：什么是液？岐伯说：饮食入胃，水谷精微充满于周身，外溢部分输注于骨髓中，使关节屈伸灵活；渗出的部分可以补益脑髓，散布到皮肤，保持皮肤润泽的物质，就叫作液。黄帝问：什么是血？岐伯说：位于中焦的脾胃接纳饮食物，吸收其中的精微物质，经过气化变成红色的液体，这就叫作血。黄帝问：什么是脉？岐伯说：约束营血，使之不能向外流溢，就叫作脉。

【按语】
　　本段阐明六气的概念。

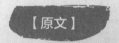

【原文】

　　黄帝曰：六气者，有余不足，气之多少，脑髓之虚实，血脉之清浊，何以知之？岐伯曰：精脱者，耳聋；气脱者，目不明；津脱者，腠理开，汗大泄；液脱者，骨属屈伸不利，色夭，脑髓消，胫酸，耳数鸣；血脱者，色白，夭然不泽；脉脱者，其脉空虚，此其候也。

　　黄帝曰：六气者，贵贱何如？岐伯曰：六气者，各有部主也，其贵贱善恶，可为常主，然五谷与胃为大海也。

【白话解】
　　黄帝问：六气的有余和不足、气的多少、脑髓的虚实、血脉的清浊，根据什么去知道呢？岐伯说：精的大量耗损，会使人耳聋；气的大量耗损，可使人的眼睛看不清东西；津的大量耗损，腠理开泄，使人大量汗出；液的大量耗损，会使人四肢关节屈伸不利，面色枯槁没有光泽，脑髓不充满，小腿酸软，经常耳鸣；血的大量耗损，使人面色苍白而不润泽；脉虚，会使人脉管空虚下陷,以上都是六气耗损的证候。

黄帝问:六气对人体作用的重要性有何不同? 岐伯说:六气分别统领于各自的脏器,它们在人体中的重要性及功能的正常与否,都取决于其所归属的脏器的情况,但五谷和胃是六气生成的源泉。

【按语】

本段论述六气虚衰不足的证候。

# 平人绝谷第三十二

黄帝曰：愿闻人之不食，七日而死何也？伯高曰：臣请言其故。胃大[1]一尺五寸，径五寸，长二尺六寸，横屈，受水谷三斗五升，其中之谷常留二斗，水一斗五升而满。上焦泄气，出其精微，慓悍滑疾，下焦下溉诸肠。小肠大二寸半，径八分分之少半，长三丈二尺，受谷二斗四升，水六升三合合之大半。回肠大四寸，径一寸寸之少半，长二丈一尺，受谷一斗，水七升半。广肠大八寸，径二寸寸之大半，长二尺八寸，受谷九升三合八分合之一。肠胃之长，凡五丈八尺四寸，受水谷九斗二升一合合之大半，此肠胃所受水谷之数也。

平人则不然，胃满则肠虚，肠满则胃虚，更虚更满，故气得上下，五脏安定，血脉和利，精神乃居。故神者，水谷之精气也。故肠胃之中，常留谷二斗，水一斗五升。故平人日再后[2]，后二升半，一日中五升，七日五七三斗五升，而留水谷尽矣。故平人不食饮七日而死者，水谷精气津液皆尽故也。

【注释】

[1] 大：周长。

[2] 再后：一日二次大便。

【白话解】

黄帝说：我听说正常人七天不吃东西就会死亡，这是为什么？伯高回答说：请允许我谈一谈其中的道理。胃的周长为一尺五寸，直径五寸，长二尺六寸,形状弯曲,能容纳三斗五升饮食,通常情况下食入二斗食物和一斗五升水就满了。上焦能输布精气,将中焦化生的精微物质布散全身,包括性质剽悍滑利的卫气,下焦将消化吸收后剩余的糟粕和水液输注到肠道排泄出去。小肠的周长是二寸半,直径八分又三分之一分,长三丈二尺,能容纳二斗四升食物和六升三合又三分之二合水。回肠的周长是四寸,直径一寸又三分之一寸,长二丈一尺,能容纳一斗食物和七升半水。直肠的周长是八寸,直径二寸又三分之二寸,长二尺八寸,能容纳食物九升三合又八分之一合。肠胃的总长度,共计五丈八尺四寸,能容纳九斗二升一合又三分之二合饮食物,这就是肠胃能容纳饮食物的总数量。

正常人胃中充满食物的时候,肠中空虚无物,肠中充满食物的时候,胃中没有食物。肠胃处于充满和空虚交替的状态,这样水谷精微之气才能在全身上下运行畅通,五脏功能正常,血脉调和,精神才能旺盛。所以说神也是由饮食精微物质所化生。人的肠胃中,一般应存留二斗食物和一斗五升水。健康人每天大便二次,每次排泄约二升半,一天就排出五升,七天共排出三斗五升,这样原来存留在肠胃的饮食物都排泄完了。因此健康人七天不进饮食会死亡,是饮食物化生的精微物质以及津液都耗竭的缘故。

【按语】

本段说明正常人七天不饮食死亡的原因。说明摄取饮食、补充营养是维持生命活动的关键。

# 海论第三十三（节选）

　　黄帝问于岐伯曰：余闻刺法于夫子，夫子之所言，不离于营卫血气。夫十二经脉者，内属于腑脏，外络于肢节，夫子乃合之于四海乎？岐伯答曰：人亦有四海、十二经水。经水者，皆注于海。海有东西南北，命曰四海。黄帝曰：以人应之奈何？岐伯曰：人有髓海，有血海，有气海，有水谷之海，凡此四者，以应四海也。

　　黄帝曰：远乎哉，夫子之合人天地四海也，愿闻应之奈何？岐伯答曰：必先明知阴阳表里荥腧所在，四海定矣。

　　黄帝曰：定之奈何？岐伯曰：胃者为水谷之海，其腧上在气街，下至三里。冲脉者为十二经之海，其腧上在于大杼，下出于巨虚之上下廉。膻中者为气之海，其腧上在于柱骨之上下，前在于人迎。脑为髓之海，其腧上在于其盖[1]，下在风府。

【注释】

　　[1] 盖：百会穴。

【白话解】

　　黄帝问岐伯：我听您讲刺法，内容总离不开营卫气血。十二经脉，在内联属于脏腑，在外维系着肢节，您能将十二经脉与四海的关系结合起来谈吗？岐伯回答说：人也有四海和十二经水。自然界的河水都要流注到大海中。大海分东西南北，所以称为四海，黄帝问：人体的四海与自然界的四海是如何相应的呢？岐伯说：人体有髓海、血海、气海和水谷之海与自然界的四海相互对应。

黄帝说：这个问题真深奥啊！您把人体的四海与自然界的四海联系起来，我想听一下它们之间到底是如何相应的呢？岐伯说：必须首先明确地了解人身的阴阳、表里及经脉的流行输注的具体部位，然后才可以确定人身的四海。

黄帝说：四海及其重要经脉的腧穴部位如何确定呢？岐伯说：胃是水谷之海，它的腧穴部位，上部是气冲穴，下部是足三里穴；冲脉是十二经之海，它的腧穴部位，上部是大杼穴，下部是上巨虚和下巨虚；膻中是气海，它的腧穴部位，上部是颈椎上下的哑门穴和大椎穴，在前部是人迎穴；脑是髓海，它的腧穴部位在上是头顶正中的百会穴，下为风府穴。

【按语】

本段说明四海的名称及部位确定。

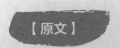

【原文】

黄帝曰：凡此四海者，何利何害？何生何败？岐伯曰：得顺者生，得逆者败，知调者利，不知调者害。

黄帝曰：四海之逆顺奈何？岐伯曰：气海有余，则气满胸中，悗息面赤；气海不足，则气少不足以言。血海有余，则常想其身大，怫然不知其所病；血海不足，则常想其身小，狭然不知其所病。水谷之海有余，则腹满；水谷之海不足，则饥不受谷食。髓海有余，则轻劲多力，自过其度；髓海不足，则脑转耳鸣，胫酸眩冒，目无所见，懈怠安卧。

黄帝又问：四海的功能，在人体怎样算是正常？怎样才是反常呢？怎样才能促进人的生命活动？怎样就会使人体虚弱衰败呢？岐伯说：顺应自然规律就会生机旺盛，违背自然规律就会生机衰败；懂得顺应自然规律而调养就有利于身体，不懂得顺应自然规律而调养就会有害身体。

黄帝说：人身四海的正常、反常有什么样表现呢？岐伯说：气海邪气亢盛，可见胸中满闷，呼吸喘促，面色红赤；气海不足，可见呼吸短浅，讲话无力。血海邪气亢盛，自觉身体胀大，郁闷不舒，但不知道是什么病；血海不足，自觉身体狭小，意志消沉，但也说不出患了什么病。水谷之海邪气亢盛，可见腹部胀满；水谷之海不足，可见即使感觉到饥饿也不愿意吃东西。髓海邪气亢盛，则狂躁妄动，举止失常，其动作显得轻巧敏捷，都是平日力所不能及的；髓海不足，就会出现头晕耳鸣，腿疲软无力，眼目昏花而头昏闷，身体疲倦，嗜睡。

【按语】

本段讨论调养四海的方法，及四海功能异常的病候。

# 五乱第三十四（节选）

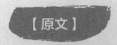
　　黄帝曰：经脉十二者，别为五行，分为四时，何失而乱？何得而治？岐伯曰：五行有序，四时有分，相顺则治，相逆则乱。

　　黄帝曰：何谓相顺而治？岐伯曰：经脉十二者，以应十二月。十二月者，分为四时。四时者，春秋冬夏，其气各异，营卫相随，阴阳已和，清浊不相干，如是则顺之而治。

【白话解】

　　黄帝问：人身的十二经脉，其属性分别与五行相合，与四时相应，但不知什么原因引起脉气运行的逆乱？怎样使它正常运行？岐伯说：木、火、土、金、水五行的生克使春、夏、秋、冬四季遵循一定的规律，人体经脉的运行，必须与五行四季的规律相适应，才可以保持正常的活动，如果违反了这些规律就会引起经脉的运行紊乱。

　　黄帝说：怎样才能做到相互协调呢？岐伯说：人身十二经脉与一年的十二个月相应。十二个月又可分为春、夏、秋、冬四季，四季气候各不相同。人体营卫之气内外相随，运行有序，阴阳协调，清气与浊气的运行也不互相干扰侵犯，就能顺应自然界的四时变化而使经脉运行正常。

【按语】

　　本段说明经脉的运行必须顺应四季的变化，强调人与自然相应的整体观。

# 五癃津液别第三十六

黄帝问于岐伯曰：水谷入于口，输于肠胃，其液别为五。天寒衣薄则为溺与气，天热衣厚则为汗；悲哀气并则为泣；中热胃缓则为唾。邪气内逆，则气为之闭塞而不行，不行则为水胀，余知其然也，不知其何由生，愿闻其道。

岐伯曰：水谷皆入于口，其味有五，各注其海，津液各走其道。故上焦出气，以温肌肉，充皮肤，为津；其留而不行者，为液。天暑衣厚则腠理开，故汗出；寒留于分肉之间，聚沫则为痛。天寒则腠理闭，气涩不行，水下流于膀胱，则为溺与气。

五脏六腑，心为之主，耳为之听，目为之候，肺为之相，肝为之将，脾为之卫，肾为之主外。故五脏六腑之津液，尽上渗于目，心悲气并则心系急，心系急则肺举，肺举则液上溢。夫心系急，肺不能常举，乍上乍下，故咳而泣出矣。

中热则胃中消谷，消谷则虫上下作，肠胃充郭故胃缓，胃缓则气逆，故唾出。

【白话解】

黄帝问岐伯说：食物经口而入，输送到肠胃，经过胃肠的消化，化生的津液分为五种，在天气寒冷或衣着单薄时，津液化为尿和气；天气炎热或衣服过厚时，津液化为汗；悲哀之气聚于上，津液出于目化为眼泪；中焦有热，胃的蠕动弛缓，津液上泛化为唾液；邪气入侵，气机阻滞，津液输布失常，水气不能宣散就形成水肿。我虽然知道这些情况，却不知道因何会这样,请您说说其中的道理。

岐伯回答说:食物由口而入,具有酸、苦、甘、辛、咸五味,分别归于所喜的脏腑。津液分别沿着一定的道路输布。因此,上焦输出饮食化生的水谷之气,能够温润肌肉、充养皮肤就是津;流注于脏腑、官窍,补益脑髓而不布散的就是液;天气炎热,或穿衣太厚,腠理开泄而出的是汗;如果寒邪入侵,留滞在分肉之间,使得津液凝聚成沫,阻碍气机流行就会疼痛。天气寒冷,汗孔闭塞,阳气不化水液,水液不得蒸化则向下输注到膀胱,就形成尿液和气。

在五脏六腑之中,心是主宰,耳为它听声音,眼为它视外物,肺像宰相辅助它,肝像将军协助它,脾主肌肉就像卫士,肾主骨而支撑形体外部。五脏六腑的津液都上承输注到眼睛,人在悲哀的时候气聚于心,使心的经脉拘急,肺叶上举,肺叶上举就使得津液向上流溢。但是,心系拘急,肺叶不总是上举,而是时发时止,所以导致咳嗽而流泪。

中焦有热,胃中的饮食物就容易消化,寄生虫在胃肠中上下串行,导致肠胃扩张,蠕动变慢,于是胃气上逆,津液随之上升,于是就出现了唾液从口外流的情况。

【按语】

本段讨论津液的生成、作用,同时指出津液的输布和转化的途径受气候、身体活动及情志等因素的影响。

【原文】

五谷之津液,和合而为膏者,内渗入于骨空,补益脑髓,而下流于阴股。阴阳不和,则使液溢而下流于阴,髓液皆减而下,下过度则虚,虚故腰背痛而胫酸。

阴阳气道不通,四海闭塞,三焦不泻,津液不化,水谷并行肠胃之中,别于回肠,留于下焦,不得渗膀胱,则下焦胀,水溢则为水胀。此津液五别之逆顺也[1]。

【注释】

[1] 津液五别之逆顺:五别,指由津液所分别出的溺、汗、泣、唾、髓五液。津液五别为顺,若津液之道癃闭不通而水胀,则为逆。

【白话解】

饮食物所化生的津液,一部分混合成脂膏样,向内渗灌到骨腔中,向上补益脑髓,向下流注到前后二阴。如阴阳失调,阳气不能固摄,精液向下流溢,从阴部外泄,就会使滋养骨髓的津液随之向下溢出而减少,下溢过度,真阴虚损,就会出现腰背疼痛和足胫酸楚。

经脉阻滞不畅,四海闭塞,三焦不能输泻,津液不能正常输布到全身,饮食物相互混杂在肠胃中运行,积于回肠,水液停留在下焦,不能渗灌于膀胱,这样就会使下焦胀满,水流向外泛溢,发生水胀病。这就是津液分为五条通路运行的正常和异常情况。

【按语】

本段阐明骨髓液的形成,及津液不化形成的病证。

# 五阅五使第三十七（节选）

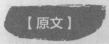

【原文】

　　黄帝问于岐伯曰：余闻刺有五官五阅[1]，以观五气。五气者，五脏之使也，五时之副也。愿闻其五使当安出？岐伯曰：五官者，五脏之阅也。黄帝曰：愿闻其所出，令可为常。岐伯曰：脉出于气口，色见于明堂，五色更出，以应五时，各如其常，经气[2]入脏，必当治里。

　　帝曰：善。五色独决于明堂乎？岐伯曰：五官已辨，阙庭必张，乃立明堂。明堂广大，蕃蔽见外，方壁高基，引垂居外，五色乃治，平博广大，寿中百岁。见此者，刺之必已，如是之人者，血气有余，肌肉坚致，故可苦以针。

　　黄帝曰：愿闻五官。岐伯曰：鼻者，肺之官也；目者，肝之官也；口唇者，脾之官也；舌者，心之官也；耳者，肾之官也。黄帝曰：以官何候？岐伯曰：以候五脏。故肺病者，喘息鼻张；肝病者，眦青；脾病者，唇黄；心病者，舌卷短，颧赤；肾病者，颧与颜黑。

　　黄帝曰：五脉安出，五色安见，其常色殆者如何？岐伯曰：五官不辨，阙庭不张，小其明堂，蕃蔽不见，又埤其墙，墙下无基，垂角去外，如是者，虽平常殆，况加疾哉。

【注释】

　　[1] 五阅：五脏的外部证候。

　　[2] 经气：经脉中的邪气。

【白话解】

黄帝问岐伯：我听说针刺治病时，可以通过观察五脏反映于五官的气色来帮助诊断病情。五气，是五脏之气内在变化反映于体表的征象，五气盛衰与春、夏、长夏、秋、冬相通应。想听听五脏之气如何表现在面部？岐伯回答说五官的变化就是五脏在身体外部的反应。黄帝又问：我想听听五官如何反映五脏的变化，以便将它作为诊断的法则。岐伯说：脉象反映在寸口，气色表现在鼻部。五色的交替出现，与五时相应，各有一定的规律，反映其脏象的变化。如果经脉的邪气循经络深入内脏，则一定要从内在脏腑治疗。

黄帝说：讲得好。但五色的表现只单独反映在鼻部吗？岐伯说：五官能够分辨颜色、气味、味道、声音。两眉之间、前额部开阔饱满，鼻部宽阔，两颊到耳门之间肌肉丰满隆起，下颚高厚，耳周肌肉方正，耳垂凸露于外，面部五色正常，五官平阔，端正匀称，这样的人享有高寿。即使发生疾病，施用针刺也一定能够治愈。因为这样的人，气血充足，肌肉坚实致密，能适应针刺疗法。

黄帝说：我想了解一下五官与五脏的关系。岐伯说：鼻为肺窍，眼睛为肝窍，口为脾窍，舌为心窍，耳为肾窍。黄帝说：从五官的表现，如何推断疾病呢？岐伯说：通过五官的表现，可以推断五脏的病变。肺脏有病，呼吸喘急，鼻翼煽动；肝的病变，眼角发青；脾的病变，口唇发黄；心的病变，舌体卷曲短缩，两颧发红。肾的病变，两颧和额部发黑。

黄帝说：有些人平时脉象和五色都很正常，但一发生疾病就很危重，这是什么原因呢？岐伯说：这些人的五官功能失常，眉间及前额的部位不开阔，鼻子狭小，颊部和耳门部位狭窄不饱满，面部肌肉不丰满，下颚平陷，耳垂和耳上角尖窄而向外突出，因此即使平时色脉都正常也属于禀赋薄弱者容易夭折，何况发生危重的疾病呢？

【按语】

本段通过辨识五官及面部的形态，可测知人体的健康状态。

# 逆顺肥瘦第三十八（节选）

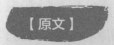

临深决水，不用功力，而水可竭也；循掘决冲，而经可通也。此言气之滑涩，血之清浊，行之逆顺也。

黄帝曰：愿闻人之白黑、肥瘦、少长，各有数乎？岐伯曰：年质壮大，血气充盈，肤革坚固，因加以邪，刺此者，深而留之，此肥人也。广肩腋，项肉薄，厚皮而黑色，唇临临然，其血黑以浊，其气涩以迟，其为人也，贪于取与。刺此者，深而留之，多益其数也。

黄帝曰：刺瘦人奈何？岐伯曰：瘦人者，皮薄色少，肉廉廉然，薄唇轻言，其血清气滑，易脱于气，易损于血，刺此者，浅而疾之。

黄帝曰：刺常人奈何？岐伯曰：视其白黑，各为调之，其端正敦厚者，其血气和调，刺此者，无失常数也。

黄帝曰：刺壮士真骨[1]者奈何？岐伯曰：刺壮士真骨，坚肉缓节监监然，此人重则气涩血浊，刺此者，深而留之，多益其数；劲则气滑血清，刺此者，浅而疾之。

黄帝曰：刺婴儿奈何？岐伯曰：婴儿者，其肉脆，血少气弱，刺此者，以毫针，浅刺而疾发针，日再可也。

【注释】

[1] 真骨：坚硬的骨骼。

【白话解】

从水深的地方决堤放水，不费气力就能把水排尽；循着地下的通道开决水道，水就容易通行无阻。对人而言，气有滑涩的不同，血有清浊的区别，经脉运行有逆顺的变化，掌握了它的特点，就能因势利导进行治疗。

黄帝说：人的肤色有黑白之分、形体有胖瘦的差别、年龄有长幼的不同，针刺的深浅和次数有标准吗？岐伯说：身体强壮的壮年人，气血充盛，皮肤坚固，感受外邪时，应采取深刺的方法，而且留针时间要长，这个方法适宜于肥壮的人。肩腋部宽阔，项部肌肉瘦薄，皮肤粗厚而色黑，口唇肥大的人，血液发黑而稠浊，气行滞涩缓慢，性格好胜而勇于进取，慷慨乐施，针刺应刺深而留针时间长，并增加针刺的次数。

黄帝说：针刺瘦人的方法又是怎样的呢？岐伯说：瘦人的皮肤薄而颜色浅淡，肌肉消瘦，口唇薄，说话声音小，这种人血液清稀而气行滑利，气容易散失，血容易消耗，针刺应是浅刺而出针快。

黄帝说：针刺一般人的方法是怎样的呢？岐伯说：要辨别肤色的黑白，并据此分别进行调治。对于端正敦厚的人，因血气调和，针刺时的方法不要违背一般常规的刺法。

黄帝说：针刺身体强壮、骨骼坚硬的人是怎样的呢？岐伯说：身体强壮的人，骨骼坚硬，肌肉结实，关节舒缓，骨节突出显露。这样的人如果是稳重不好动的，多属气行滞涩而血液稠浊，针刺应当深刺而留针时间长，并增加针刺的次数；如果是轻劲好动的，气行滑利而血液清稀，针刺应当浅刺而迅速出针。

黄帝说：针刺婴儿是怎样的呢？岐伯说：婴儿的肌肉脆薄而血少气弱，针刺的方法，应当选用毫针浅刺而快出，一天可以针刺两次。

【按语】

本段根据年龄、体质及性情不同采用不同的针刺方法。

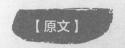

黄帝曰：脉行之逆顺奈何？岐伯曰：手之三阴，从脏走手；手之三阳，从手走头；足之三阳，从头走足；足之三阴，从足走腹。

黄帝曰:少阴之脉独下行何也? 岐伯曰:不然。夫冲脉者,五脏六腑之海也,五脏六腑皆禀焉。其上者,出于颃颡,渗诸阳,灌诸精;其下者,注少阴之大络,出于气街,循阴股内廉,入腘中,伏行骭骨内,下至内踝之后属而别;其下者,并于少阴之经,渗三阴;其前者,伏行出跗属,下循跗,入大指间,渗诸络而温肌肉。故别络结则跗上不动,不动则厥,厥则寒矣。黄帝曰:何以明之? 岐伯曰:以言导之,切而验之,其非必动,然后乃可明逆顺之行也。

【白话解】

黄帝问:经脉循行的逆顺如何? 岐伯说:手三阴经都是从胸部经上肢走向手指;手三阳经都是从手指向上经肩部走向头部;足三阳经都是从头部经躯干和下肢走向足部;足三阴经都是从足部经下肢走向腹部。

黄帝说:足三阴经既然都是上行到腹的,为什么唯独足少阴经向下行走? 岐伯说:不对,那不是足少阴经而是冲脉。冲脉是五脏六腑经脉所汇聚的地方,五脏六腑都禀受冲脉气血的濡养。冲脉上行的部分,在咽上部上面的后鼻道附近出于体表,然后渗入阳经,向其灌注精气。冲脉下行的部分,注入足少阴肾经的大络,在气街出于体表,沿着大腿内侧下行,进入膝腘窝中,伏行于胫骨之内,再向下行到内踝后的跟骨上缘而分为两支。向下行的分支,与足少阴经相并行,同时将精气灌注于三阴经;其向前行的一支,从内踝后的深部出于跟骨结节上缘,向下沿着足背进入足大趾间,将精气渗注到络脉中而温养肌肉。所以当与冲脉相连的络脉瘀结不通时,足背上的脉搏跳动就会消失,这是由于经气厥逆,从而发生局部的足胫寒冷。黄帝说:怎样查明经脉气血的顺逆呢? 岐伯说:在检查病人的时候,首先要用言语开导问清症状,然后切按足背部脉搏来看其是否搏动。如果没有经气厥逆,足背的动脉就一定会搏动,这样就可以明确经脉气血循行逆顺的情况了。

【按语】

本段阐释十二经脉的走向规律,冲脉的循行及功能。

# 阴阳系日月第四十一

黄帝曰：余闻天为阳，地为明，日为阳，月为阴，其合之于人奈何？岐伯曰：腰以上为天，腰以下为地，故天为阳，地为阴。故足之十二经脉，以应十二月，月生于水，故在下者为阴。手之十指，以应十日，日主火，故在上者为阳。

黄帝曰：合之于脉奈何？岐伯曰：寅者正月之生阳也，主左足之少阳；未者六月，主右足之少阳。卯者二月，主左足之太阳；午者五月，主右足之太阳。辰者三月，主左足之阳明；巳者四月，主右足之阳明，此两阳合于前，故曰阳明。申者七月之生阴也，主右足之少阴；丑者十二月，主左足之少阴。酉者八月，主右足之太阴；子者十一月，主左足之太阴。戌者九月，主右足之厥阴；亥者十月，主左足之厥阴，此两阴交尽，故曰厥阴。

甲主左手之少阳，己主右手之少阳。乙主左手之太阳，戊主右手之太阳。丙主左手之阳明，丁主右手之阳明，此两火并合，故为阳明。庚主右手之少阴，癸主左手之少阴。辛主右手之太阴，壬主左手之太阴。

故足之阳者，阴中之少阳也；足之阴者，阴中之太阴也。手之阳者，阳中之太阳也；手之阴者，阳中之少阴也。腰以上者为阳，腰以下者为阴。

其于五脏也，心为阳中之太阳，肺为阳中之少阴，肝为阴中之少阳，脾为阴中之至阴，肾为阴中之太阴。

【白话解】

黄帝问：我听说天为阳，地为阴，日为阳，月为阴，它们与人体的配合是怎样的呢？岐伯回答说：对人而言，腰以上称为天，腰以下称为地，所以天属于阳，地属于阴。足的十二条经脉，与同一年中的十二个月相对应，月禀水性生，所以在下者属阴。手有十指，与十日相应，日禀火性生，所以在上者属阳。

黄帝问：十二个月和十日同经脉如何相配合呢？岐伯回答说：以十二地支纪月，寅纪正月，此时阳气初生，主身体左侧下肢的足少阳胆经；未纪六月，主身体右侧下肢的足少阳胆经。卯纪二月，主身体左侧下肢的足太阳膀胱经；午纪五月，主身体右侧下肢的足太阳膀胱经。辰纪三月，主身体左侧下肢的足阳明胃经；巳纪四月，主身体右侧下肢的足阳明胃经。三、四月所应经脉夹在太阳与少阳之间，两阳合明，所以称为阳明。申纪七月，此时阴气初生，主身体右侧下肢的足少阴肾经。丑纪十二月，主身体左侧下肢的足少阴肾经。酉纪八月，主身体右侧下肢的足太阴脾经；子纪十一月，主身体左侧下肢的足太阴脾经。戌纪九月，主身体右侧下肢的足厥阴肝经。亥纪十月，主身体左侧下肢的足厥阴肝经。厥阴处于少阴与太阴之间，足少阴经同足太阴经的经气交会，必须经过足厥阴经，所以称为厥阴。

以天干纪日，甲日主身体左侧上肢的手少阳三焦经，己日主身体右侧上肢的手少阳三焦经。乙日主身体左侧上肢的手太阳小肠经，戊日主身体右侧上肢的手太阳小肠经。丙日主身体左侧上肢的手阳明大肠经，丁日主身体右侧上肢的手阳明大肠经。在五行归类中丙、丁都属火，两火合并，所以称为阳明。庚日主身体右侧上肢的手少阴心经，癸日主身体左侧上肢的手少阴心经。辛日主身体右侧上肢的手太阴肺经，壬日主身体左侧上肢的手太阴肺经。

位于下肢的足三阳经，为阴中的少阳。位于下肢的足三阴经，是阴中的太阴。位于上肢的手三阳经，是阳中的太阳。位于上肢的手三阴经，是阳中的少阴。总的来说，腰部以上就称为阳，腰部以下就称为阴。

对于五脏而言，心位于膈上属火，为阳中之太阳；肺居于膈上属金，为阳中之少阴；肝位于膈下属木，为阴中之少阳；脾位于膈下属土，阴中之至阴；肾位于膈下而属水，为阴中之太阴。

【按语】

本段阐明人体上下、左右经脉与日、月、天干、地支相对应的关系。

【原文】

黄帝曰：以治之奈何？岐伯曰：正月、二月、三月，人气在左，无刺左足之阳；四月、五月、六月，人气在右，无刺右足之阳；七月、八月、九月，人气在右，无刺右足之阴；十月、十一月、十二月，人气在左，无刺左足之阴。

黄帝曰：五行以东方为甲乙木，王春，春者苍色，主肝，肝者足厥阴也。今乃以甲为左手之少阳，不合于数，何也？岐伯曰：此天地之阴阳也，非四时五行之以次行也。且夫阴阳者，有名而无形，故数之可十，离之可百，散之可千，推之可万，此之谓也。

【白话解】

黄帝问：如何将这些规律运用到治疗上呢？岐伯回答说：在一年十二个月中，正月、二月和三月，人体的阳气分别偏重于身体左侧下肢的足少阳胆经、足太阳膀胱经和足阳明胃经，所以不宜针刺这些经脉。四月、五月和六月，人体的阳气分别偏重于身体右侧下肢的足阳明胃经，足太阳膀胱经，足少阳胆经，所以不宜针刺这些经脉。七月、八月和九月，人体的阴气分别偏重于身体右侧下肢的足少阴肾经、足太阴脾经和足厥阴肝经，所以不宜针刺这些经脉。十月、十一月和十二月，人体的阴气分别偏重于身体左侧下肢的足厥阴肝经、足太阴脾经和足少阴肾经,所以不宜针刺这些经脉。

黄帝问:五行中东方和甲、乙都属木,木气旺于春季,在五色中主青色,在五脏中主肝脏,隶属肝的经脉是足厥阴肝经,现在却把甲配属身体左侧上肢的手少阳三焦经,不符合天干配属五行的规律,这是为什么呢?岐伯回答说:这里所讲的,是根据自然界阴阳变化的规律来配合天干地支的,用来说明十二经脉的阴阳属性,不是按照四季的次序和五行属性来配合天干地支的。阴阳是一个抽象概念,不代表一种具体的事物,它的范畴非常广泛,阴阳可以指一种事物,也可以扩展到十种、百种、千种、万种乃至无数的事物。出现上面所讲的情况,就是因为这个道理。

【按语】

本段阐述针刺治疗的禁忌。提示治病既要考虑病情变化,还要注意不同时期人体经脉气血衰旺情况。

# 淫邪发梦第四十三

黄帝曰：愿闻淫邪泮衍奈何？岐伯曰：正邪从外袭内，而未有定舍，反淫于脏，不得定处，与营卫俱行，而与魂魄飞扬，使人卧不得安而喜梦。气淫于腑，则有余于外，不足于内；气淫于脏，则有余于内，不足于外。

黄帝曰：有余不足有形乎？岐伯曰：阴气盛，则梦涉大水而恐惧；阳气盛。则梦大火而燔焫；阴阳俱盛，则梦相杀。上盛则梦飞，下盛则梦堕，甚饥则梦取，甚饱则梦予。肝气盛则梦怒；肺气盛则梦恐惧、哭泣、飞扬；心气盛则梦善笑、恐畏；脾气盛则梦歌乐、身体重不举；肾气盛则梦腰脊两解不属。凡此十二盛者，至而泻之，立已。

厥气客于心，则梦见丘山烟火；客于肺，则梦飞扬，见金铁之奇物；客于肝，则梦山林树木；客于脾，则梦见丘陵大泽，坏屋风雨；客于肾，则梦临渊，没居水中；客于膀胱，则梦游行；客于胃，则梦饮食；客于大肠，则梦田野；客手小肠，则梦聚邑冲衢。客于胆，则梦斗讼自刳[1]；客于阴器，则梦接内；客于项，则梦斩首；客于胫，则梦行走而不能前，及居深地窌苑中；客于股肱，则梦礼节拜起；客于胞膻[2]，则梦溲便。凡此十五不足者，至而补之，立已也。

【注释】

[1] 自刳：自残或自杀。

[2] 膻：直肠。

【白话解】

黄帝说：我想了解邪气在体内浸淫的情况是怎样的。岐伯回答说：邪气从外侵入人体，并没有固定的部位，向内侵犯至内脏，而且与营气、卫气一起在体内流行，就会导致魂魄不能安定，睡卧不宁而多梦。如果邪气侵犯六腑，会使在外的阳气过盛而在里的阴气不足；如果邪气侵犯五脏，会使在里的阴气过盛而在外的阳气不足。

黄帝问：人体阴阳之气的盛衰有具体表现吗？岐伯回答说：如果阴气亢盛，梦见渡涉大水而感到恐惧；阳气亢盛，就会梦见大火而感到发热；阴气和阳气都亢盛，会梦见相互厮杀。人体上部邪气亢盛，梦见身体在天空飞腾；人体下部邪气亢盛，梦见身体向下坠堕。过度饥饿的时候，会梦见向人索取财物；过饱的时候，会梦见给予别人财物。肝气亢盛，梦见发怒；肺气亢盛，梦中恐惧、哭泣、飞扬腾越；心气亢盛，梦见喜笑或恐惧畏怯；脾气亢盛，梦见歌唱奏乐或身体沉重不能举动；肾气亢盛，会梦见腰脊分离而不相连属。上面所讲的十二种气盛形成的梦境，分别使用泻法针刺，很快就能痊愈。

由于正气虚弱而邪气侵入于心，就会梦见山丘烟火弥漫；侵入肺，梦见飞扬腾越或金石类奇形怪状的东西；侵入肝，梦见山林树木；侵入脾，梦见丘陵和大湖泊，或者风雨中毁坏的房屋；侵入肾，会梦见如临深渊或浸泡在水中；侵入膀胱，梦见四处游荡；侵入胃，梦见食物；侵入大肠，梦见田野；侵入小肠，梦见许多人聚集在广场或拥挤的交通要道；侵入胆，梦见同人争斗、诉讼或自杀；侵袭到生殖器，梦见性交；侵袭到项部，梦见被杀头；侵袭到小腿，梦见想走路而不能前行，或被困在深深的地窖之中；侵袭到大腿，梦见行礼跪拜；侵袭到尿道和直肠，梦见大、小便。以上所谈这十五种正气不足而邪气侵袭的梦境，分别运用补法针刺，很快就能痊愈。

【按语】

本段说明邪气扰乱脏腑可形成梦境，通过梦境可以了解脏腑功能。

# 顺气一日分为四时第四十四（节选）

黄帝曰：夫百病之所始生者，必起于燥湿寒暑风雨，阴阳喜怒，饮食居处，气合而有形，得脏而有名，余知其然也。夫百病者，多以旦慧、昼安、夕加、夜甚，何也？岐伯曰：四时之气使然。

黄帝曰：愿闻四时之气？岐伯曰：春生、夏长、秋收、冬藏，是气之常也，人亦应之。以一日分为四时，朝则为春，日中为夏，日入为秋，夜半为冬。朝则人气始生，病气衰，故旦慧；日中人气长，长则胜邪，故安；夕则人气始衰，邪气始生，故加；夜半人气入脏，邪气独居于身，故甚也。

黄帝曰：其时有反者，何也？岐伯曰：是不应四时之气，脏独主其病[1]者，是必以脏气之所不胜时者甚，以其所胜时者起[2]也。

【注释】

[1] 脏独主其病：病情不受邪正的盛衰消长节律所影响，而是脏气的生克乘侮节律单独主宰病情变化。

[2] 以脏气之所不胜时者甚，以其所胜时者起：以，于。所不胜时，按五行推论，能够克制受病之脏的时刻，如肝（属木）病之所不胜时为辛、酉时（属金）。所胜时，受病之脏所能克制的时刻，如肝病之所胜时为辰、戌、丑、未（属土）。起，病情减轻或好转。

【白话解】

黄帝问：各种疾病产生的原因，是由于燥湿寒暑风雨等外邪，或是由于房室不节，喜怒过度，饮食不调，起居失常等内因而导致。邪气侵犯人体可产生不同的病证，而根据邪气伤损的不同脏腑，可以确定病证的名称。像这些道理我已经了解了。可为什么很多疾病的病情清晨有所减轻，而白天较为稳定，傍晚有所加重，整个夜间比较危重呢？岐伯回答说：这是由于四时气候的不同变化而导致的。

黄帝说：我想听四时之气对疾病的影响。岐伯回答说：春天阳气生发万物萌动，夏天阳气旺盛万物繁茂，秋气阳气收敛万物消殒，冬气阳气闭万物避匿，这是一年中四时之气的一般规律，人体的阳气与此相应。如果将一天分为四季，清晨好比春季，中午好比夏季，傍晚好比秋季，夜半好比冬季。清晨时分人体的阳气开始生发而趋于旺盛，邪气已经衰减，所以病情有所减轻；中午人体阳气旺盛而充溢于周身，阳气旺盛克制邪气，病情较为稳定；傍晚人体的阳气开始衰减，邪气开始鸱张，病情有所加重；夜半时分人体的阳气收敛而入于内脏，只有邪气弥散于周身，所以病情比较危重。

黄帝问：可是，病人的病情发展也有跟上述规律不相符合的情况，又是什么原因呢？岐伯回答说：这是由于内脏单独支配着病情的发展而导致。像这种情况，病情一定是在本脏的五行属性被时日的五行属性所克的时候加重，在本脏的五行属性克制时日的五行属性的时候减轻。

【按语】

本段阐明自然界阳气的盛衰，可以影响病情变化。

【原文】

黄帝曰：善。余闻刺有五变，以主五输[1]，愿闻其数。岐伯曰：人有五脏，五脏有五变，五变有五输，故五五二十五输，以应五时。

黄帝曰：愿闻五变。岐伯曰：肝为牡脏[2]，其色青，其时春，其日甲乙，其音角，其味酸。心为牡脏，其色赤，其时夏，其日丙丁，其音徵,其味苦。脾为牝脏[3],其色黄,其时长夏,其日戊己,其音宫,其味甘。肺为牝脏,其色白,其时秋,其日庚辛,其音商,其味辛。肾为牝脏,其色黑,其时冬,其日壬癸,其音羽,其味咸。是为五变。

【注释】

[1] 五输:十二经脉中井、荥、输、经、合五类腧穴。

[2] 牡脏:牡,雄性鸟兽,代表"阳"的属性。

[3] 牝脏:牝,雌性鸟兽,代表"阴"的属性。

【白话解】

黄帝问:我听说可以根据五种变化针刺五腧穴,我想听听其中的道理。岐伯回答说:人体有肝、心、脾、肺、肾五脏,五脏各有相应的色、时、音、味、日五种变化,五种变化又分别对应井、荥、输、经、合五穴,五五相乘,所以有二十五个腧穴,又分别与自然界的五时相互应合。

黄帝说:那么,我希望能够了解什么是五变?岐伯回答说:肝脏为阳脏,它在五色中与青色相配,在五季中与春季相配,在十日中与甲乙两日相配,在五音中与角音相配,在五味中与酸味相配;心脏为阳脏,它在五色中与赤色相配,在五季中与夏季相配,在十日中与丙丁两日相配,在五音中与徵音相配,在五味中与苦味相配;脾脏为阴脏,它在五色中与黄色相配,在五季中与长夏相配,在十日中与戊己两日相配,在五音中与宫音相配,在五味中与甘味相配;肺脏为阴脏,它在五色中与白色相配,在五季中与秋季相配,在十日中与庚辛两日相配,在五音中与商音相配,在五味中与辛味相配;肾脏为阴脏,它在五色中与黑色相配,在五季中与冬季相配,在十日中与壬癸两日相配,在五音中与羽音相配,在五味中与咸味相配。这就是五变。

【按语】

本段讨论了"刺有五变,以主五输"的问题,目的在于说明针刺治疗时必须遵循"因时制宜"的治疗原则。

# 五变第四十六（节选）

【原文】

黄帝曰：一时遇风，同时得病，其病各异，愿闻其故。少俞曰：善乎哉问！请论以比匠人。匠人磨斧斤、砺刀削斫材木[1]，木之阴阳尚有坚脆，坚者不入，脆者皮弛，至其交节，而缺斤斧焉。夫一木之中，坚脆不同，坚者则刚，脆者易伤，况其材木之不同，皮之厚薄，汁之多少，而各异耶？夫木之早花先生叶者，遇春霜烈风，则花落而叶萎；久曝大旱，则脆木薄皮者，枝条汁少而叶萎；久阴淫雨，则薄皮多汁者，皮溃而漉；卒风暴起，则刚脆之木，枝折杌[2]伤；秋霜疾风，则刚脆之木，根摇而叶落。凡此五者，各有所伤，况于人乎！

黄帝曰：以人应木奈何？少俞答曰：木之所伤也，皆伤其枝，枝之刚脆而坚，未成伤也。人之有常病也，亦因其骨节皮肤腠理之不坚固者，邪之所舍也，故常为病也。

【注释】

[1] 斫（zhuó）材木：砍伐木材。斫，砍伐、砍削。

[2] 杌（wù）：指没有枝条的树干。

【白话解】

黄帝说：同时触冒风邪，而又同时得病，所生的病却不同，这是什么缘故？我很想知道其中的道理。少俞说：问得好啊！请让我以匠人砍削树木为例，来说明这个问题吧。工匠磨快了刀斧，去砍削木材，木材本身有阳面和阴面，因此就有坚硬和脆薄的差别，坚硬的不易砍削，脆薄的松散易裂,砍削不费力气。砍到树木枝杈交节的地方,就更加坚硬,连刀斧的刃都可能崩损而出现缺口。同一棵树,它的各部分都有坚硬、脆薄的区别,坚硬的地方刚劲难砍,脆薄的地方易于砍伐,更何况不同的树木材料,其外皮的厚薄,内含水分的多少,也都不相同。在树木中开花长叶较早的,遇到早春的大风和寒霜,就会花落叶萎;木质脆而外皮薄的,遇到烈日的长期曝晒或大旱,就会枝条垂落,水分蒸发过多而干枯,因此树叶萎黄;如果长期阴雨连绵,那些皮薄而含水量多的树木,就会树皮溃烂,水湿漉漉;如果狂风骤起,就会使刚脆的树木枝干折断,树干伤毁;遇到秋季的严霜、大风,刚脆的树木,就会树根动摇,树叶零落。这五种情况说明,不同的树木,受外界气候的影响,损伤还有这么大的区别,更何况不同的人呢!

黄帝说:以人和上面说的树木的情况相对应时,究竟是怎样的呢?少俞回答说:树木的损伤,主要表现为损折树枝,而如果树枝坚硬刚强,就未必会损伤。人也是这样,有的人经常生病,这也是因为他的骨节、皮肤、腠理等部分不够坚固,因而外邪会侵入和滞留在那里,而经常发病。

## 【按语】

本段通过对树木质地的坚脆差异,对气候适应能力的不同等论述,讨论人的体质有强弱之别,受邪发病的情况也有不同,说明体质强弱与疾病发生的密切关系。

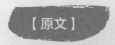

【原文】

黄帝曰:人之善病风厥漉汗者,何以候之? 少俞答曰:肉不坚,腠理疏,则善病风。黄帝曰:何以候肉之不坚也? 少俞答曰:䐃肉不坚而无分理者,肉不坚;肤粗而皮不致者,腠理疏。此言其浑然者[1]。

黄帝曰：人之善病消瘅者，何以候之？少俞答曰：五脏皆柔弱者，善病消瘅。黄帝曰：何以知五脏之柔弱也？少俞答曰：夫柔弱者，必有刚强，刚强多怒，柔者易伤也。黄帝曰：何以候柔弱之与刚强？少俞答曰：此人薄皮肤，而目坚固以深者，长衡直扬，其心刚，刚则多怒，怒则气上逆，胸中蓄积，血气逆留，臏皮充肌，血脉不行，转而为热，热则消肌肤，故为消瘅，此言其人暴刚而肌肉弱者也。

黄帝曰：人之善病寒热者，何以候之？少俞答曰：小骨弱肉者，善病寒热。黄帝曰：何以候骨之小大，肉之坚脆，色之不一也？少俞答曰：颧骨者，骨之本也。颧大则骨大，颧小则骨小。皮肤薄而其肉无䐃，其臂懦懦然，其地色㷦然，不与其天同色，污然独异，此其候也。然臂薄者，其髓不满，故善病寒热也。

黄帝曰：何以候人之善病痹者？少俞答曰：粗理而肉不坚者，善病痹。黄帝曰：痹之高下有处乎？少俞答曰：欲知其高下者，各视其部。

黄帝曰：人之善病肠中积聚者，何以候之？少俞答曰：皮肤薄而不泽，肉不坚而淖泽。如此则肠胃恶，恶则邪气留止，积聚乃作；脾胃之间，寒温不次，邪气稍至，稽积留止，大聚乃起。

【注释】

[1] 此言其浑然者：一般认为属于衍文，与上下文无关。

【白话解】

黄帝问：有些人容易患汗出不止的风厥病，如何诊察呢？少俞回答说：肌肉不坚实，腠理疏松，就容易为风邪所伤。黄帝说：怎样诊察肌肉的坚实呢？少俞回答说：肌肉结集隆起的地方不坚实，皮肤的纹理不明显，即使皮肤纹理清楚却很粗糙。皮肤粗糙而不致密，腠理也就疏松。

黄帝说：有些人容易患消渴病，如何诊察呢？少俞回答说：五脏都很柔弱的人,容易患消渴病。黄帝说:怎样了解五脏是否柔弱呢?少俞回答说:五脏柔弱的人,必定性情刚强,容易发怒,柔弱的五脏就容易被情志变化所伤。黄帝说:怎样诊察五脏柔弱和性情刚强呢?少俞回答说:这类人皮肤脆薄,两眼直视锐利,眼睛深陷目眶中,眉长而竖起。这样的人,性情刚强,容易发怒,发怒会使气机上逆而蓄积在胸中,气血交阻而留滞,使皮肤、肌肉充胀,血脉运行不畅,郁积而生郁热,热能伤耗津液而使肌肤消瘦,所以形成消渴病。这就是性情刚暴而肌肉瘦弱这类人的情况。

黄帝说:人体容易患寒热病,怎样诊察呢?少俞回答说:骨骼细小、肌肉瘦弱的人,容易患寒热病。黄帝说:怎样诊察骨骼的大小,肌肉的坚实、脆弱,以及气色的不一致呢?少俞回答说:颧骨是人体骨骼表现的基本标志,颧骨大,全身骨骼就大,颧骨小,全身骨骼就小。皮肤薄而肌肉瘦弱没有隆起肌肉的,两臂软弱无力,下巴部位的颜色黯淡没有光泽,与前额部位的色泽不一致,像蒙上一层污垢,这就是肌肉强弱、色泽不一致的外在表现。此外,臂部肌肉消瘦,骨髓空虚,所以容易患发寒热病。

黄帝说:人体容易患痹证,怎样诊察呢?少俞回答说:皮肤纹理粗糙而肌肉不坚实的,容易患痹证。黄帝说:痹证发生部位有上下的区别吗?少俞回答说:要想了解痹证发生的上下部位,必须观察各个部位的虚弱情况。

黄帝说:有些人容易患肠中积聚病,怎样诊察呢?少俞回答说:皮肤薄而不润泽,肌肉不结实却有滑润感,说明肠胃功能差,邪气容易留滞在身体之中,形成积聚。因为饮食寒热失常,邪气逐渐侵袭脾胃,进一步形成蓄积停滞,就会发生严重的积聚病。


【按语】

本段说明体质不同,容易发生的病证也有差别,强调防治疾病要注意体质状况,因人制宜。

# 本脏第四十七

【原文】

　　黄帝问于岐伯曰：人之血气精神者，所以奉生而周于性命者也。经脉者，所以行血气而营阴阳，濡筋骨，利关节者也。卫气者，所以温分肉，充皮肤，肥腠理，司开阖者也。志意者，所以御精神，收魂魄，适寒温，和喜怒者也。是故血和则经脉流行，营复阴阳，筋骨劲强，关节清利矣。卫气和则分肉解利，皮肤调柔，腠理致密矣。志意和则精神专直，魂魄不散，悔怒不起，五脏不受邪矣。寒温和则六腑化谷，风痹不作，经脉通利，肢节得安矣。此人之常平也。五脏者，所以藏精神血气魂魄者也。六腑者，所以化水谷而行津液者也。

【白话解】

　　黄帝问岐伯说：人体的血、气、精、神，能够奉养身体而维持生命活动。经脉可以运行气血而营养人体内外的脏腑、组织，濡润筋骨，保持关节活动滑利。卫气可以温养肌肉，充养皮肤，滋养腠理，掌管汗孔的正常开合。人的志意可以统御精神，收摄魂魄，使人体能够适应四时气候的寒温变化，调节自身的情志活动。所以血液充和，就能够在经脉中正常运行，遍布周身而营养身体内外，保持筋骨强劲有力，关节滑利自如。卫气的功能正常，就会使肌肉滑润，皮肤柔润，腠理致密。意志调和，就能精神集中，思维敏捷，魂魄正常活动而不散乱，没有懊悔、愤怒等过度的情志刺激，五脏的功能正常而免受邪气的侵袭。对气候、饮食的寒温能够很好地调摄，六腑传化水谷的功能就正常，不会感受邪气而发生风痹病，所以肢体关节正常，表明健康状态良好。五脏是贮藏精、神、血、气、魂、魄的,六腑是传化水谷而运行津液的。

【按语】

本段阐述经脉、血液、卫气、志意、五脏六腑的生理功能。

【原文】

此人之所以具受于天也,愚智贤不肖无以相倚也。然有其独尽天寿,而无邪僻之病,百年不衰,虽犯风雨卒寒大暑,犹弗能害也。有其不离屏蔽室内,无怵惕之恐,然犹不免于病,何也? 愿闻其故。

岐伯对曰:窘乎哉问也! 五脏者,所以参天地,副阴阳,而连四时,化五节者也。五脏者,固有小大、高下、坚脆、端正、偏倾者;六腑亦有小大、长短、厚薄、结直、缓急。凡此二十五者,各不同,或善或恶,或吉或凶,请言其方。

心小则安,邪弗能伤,易伤以忧;心大则忧不能伤,易伤于邪。心高则满于肺中,悗而善忘,难开以言;心下则脏外,易伤于寒,易恐以言。心坚则脏安守固;心脆则善病消瘅热中。心端正则和利难伤;心偏倾则操持不一,无守司也。

肺小则安,少饮,不病喘喝;肺大则多饮,善病胸痹、喉痹、逆气。肺高则上气、肩息咳;肺下则居贲迫肺,善胁下痛。肺坚则不病咳上气;肺脆则苦病消瘅易伤。肺端正则和利难伤;肺偏倾则胸偏痛也。

肝小则脏安,无胁下之病;肝大则逼胃迫咽,迫咽则苦膈中,且胁下痛。肝高则上支贲,且胁悗,为息贲;肝下则逼胃,胁下空,胁下空则易受邪。肝坚则脏安难伤;肝脆则善病消瘅易伤。肝端正则和利难伤;肝偏倾则胁下痛也。

脾小则脏安，难伤于邪也；脾大则苦凑眇而痛，不能疾行。脾高则眇引季胁而痛；脾下则下加于大肠，下加于大肠则脏苦受邪。脾坚则脏安难伤；脾脆则善病消瘅易伤。脾端正则和利难伤；脾偏倾则善满善胀也。

肾小则脏安难伤；肾大则善病腰痛，不可以俯仰，易伤以邪。肾高则苦背膂痛，不可以俯仰；肾下则腰尻痛，不可以俯仰，为狐疝。肾坚则不病腰背痛；肾脆则善病消瘅易伤。肾端正则和利难伤；肾偏倾则苦腰尻痛也。凡此二十五变者，人之所苦常病也。

## 【白话解】

五脏和六腑的功能，都是人体禀受于先天的，不论是愚笨或聪明的人，好人或坏人，都不会有不同。但是，有的人能够享尽自然所赋予的寿命，不会因邪气侵袭而发生疾病，年寿虽高却少有衰老的表现，即使遇到风雨、骤冷、酷暑等气候异常变化，也不能伤害他的形体。有的人没有离开掩蔽严密的居室，也没有惊恐的情志刺激，却不能避免发生疾病，我想知道这是什么原因呢？岐伯回答说：您提的这个问题真难啊！五脏与自然界相应，与阴阳相合，与四时相通，从而与五个季节的五行变化相适应。五脏本来就有形体大小、位置高低、质地坚脆和形状端正及偏斜的区别。六腑也有大小、长短、厚薄、曲直、缓急的不同。这二十五种情况各不相同，有好有坏，有吉有凶，请听听它们的规律。

心脏小的，神气安定收敛，外邪不易伤害，但容易受到忧愁等情志变化的影响。心脏大的，忧愁等情志变化不易伤害，却容易被外邪伤害。心脏位置偏高的，易使肺气壅满，胸中烦闷不舒而健忘，难以用语言来开导。心脏位置偏低的，心阳外散而容易被寒邪伤害，容易被言语恐吓。心脏坚实的，功能活动正常，神气固守心中。心脏脆弱的，容易患消瘅等内热病。心脏端正的，脏气调和通利，邪气难以损伤。心脏偏斜的，功能活动失常，神气外散，遇事缺乏主见。

肺脏小的，饮邪很少停留，不易患喘息病。肺脏大的，饮邪容易停留，而常患胸痹、喉痹和气逆等病。肺脏位置偏高的,气易上逆而抬肩喘息、咳嗽。肺脏位置偏低的,肺体靠近胃上口,致肺的气血不通,所以常发生胁下疼痛。肺脏坚实的,不易患咳嗽、气逆等病证。肺脏脆弱的,气机不宣而化热,容易患消瘅病。肺脏端正的,肺气调和通利,邪气难以伤害。肺脏偏斜的,易出现一侧胸痛。

肝脏小的,功能活动正常,不易发生胁下的病痛。肝脏大的,逼迫胃脘和食道,若压迫食道便会形成饮食不入的膈中证,并且胁下疼痛。肝脏位置偏高的,向上支撑膈膜,紧贴着胁部,常形成息贲病。肝脏位置偏低的,逼迫胃脘,使胁下空虚,容易感受邪气。肝脏坚实的,功能活动正常而邪气难以伤害。肝脏脆弱的,容易患消瘅病。肝脏端正的,肝气调和通利,邪气难以伤害。肝脏偏斜的,常胁下疼痛。

脾脏小的,功能活动正常,不容易被邪气损伤。脾脏大的,胁下空软处常充塞而疼痛,不能快步行走。脾脏位置偏高的,胁下空软处牵引季胁疼痛。脾脏位置偏低的,向下压迫于大肠的上面,便容易感受邪气。脾脏坚实的,功能活动正常而邪气难以伤害。脾脏脆弱的,容易患消瘅病。脾脏端正的,脾气调和通利,邪气难以伤害。脾脏偏斜的,常见胀满病变。

肾脏小的,功能活动正常,不易被邪气伤害。肾脏大的,容易患腰痛病而不能前俯后仰,容易被邪气伤害。肾脏位置偏高,常脊背疼痛而不能前俯后仰。肾脏位置偏低的,腰尻部疼痛而不能俯仰,易形成狐疝病。肾脏坚实的,不会发生腰背疼痛之类的疾病。肾脏脆弱的,容易患消瘅病。肾脏端正的,肾气调和通利,邪气难以伤害。肾脏偏斜的,会发生腰尻疼痛。以上所谈的二十五种病变,是由于五脏的大小、坚脆、高低、偏正等因素造成的,所以是人体经常发生的病变。

【按语】

本段阐述五脏大小、高低、坚脆、偏正等八种生理差异及各自的多发病证。提示注意预防。

黄帝曰：何以知其然也？岐伯曰：赤色小理者心小，粗理者心大。无
髑骬[1]者心高，髑骬小短举者心下。髑骬长者心坚，髑骬弱小以薄者
心脆。髑骬直下不举者心端正，髑骬倚一方者心偏倾也。

白色小理者肺小，粗理者肺大。巨肩反膺陷喉者肺高，合腋张胁
者肺下。好肩背厚者肺坚，肩背薄者肺脆。背膺厚者肺端正，胁偏疏
者肺偏倾也。

青色小理者肝小，粗理者肝大。广胸反骹[2]者肝高，合胁兔骹者
肝下。胸胁好者肝坚，胁骨弱者肝脆。膺腹好相得者肝端正，胁骨偏
举者肝偏倾也。

黄色小理者脾小，粗理者脾大。揭唇者脾高，唇下纵者脾下。唇
坚者脾坚，唇大而不坚者脾脆。唇上下好者脾端正，唇偏举者脾偏
倾也。

黑色小理者肾小，粗理者肾大。高耳者肾高，耳后陷者肾下。耳
坚者肾坚，耳薄不坚者肾脆。耳好前居牙车者肾端正，耳偏高者肾偏
倾也。凡此诸变者，持则安，减则病也。

帝曰：善。然非余之所问也。愿闻人之有不可病者，至尽天寿，
虽有深忧大恐，怵惕之志，犹不能减也，甚寒大热，不能伤也；其有不
离屏蔽室内，又无怵惕之恐，然不免于病者，何也？愿闻其故。岐伯
曰：五脏六腑，邪之舍也，请言其故。五脏皆小者，少病，苦燋心，大愁
忧；五脏皆大者，缓于事，难使以忧。五脏皆高者，好高举措；五脏皆
下者，好出人下。五脏皆坚者，无病；五脏皆脆者，不离于病。五脏皆
端正者，和利得人心；五脏皆偏倾者，邪心而善盗，不可以为人平，反
复言语也。

【注释】

　　[1] 𩩲骬：胸骨剑突。

　　[2] 骸：肋骨。

【白话解】

　　黄帝问：怎样了解五脏的大小、坚脆等情况呢？岐伯回答说：皮肤色红、纹理致密，心脏小。纹理粗糙者，心脏大。胸骨剑突不明显者，心脏的位置偏高。胸骨剑突短小高起者，心脏位置偏低。胸骨剑突长者，心脏多坚实。胸骨剑突瘦小而薄者，心脏脆弱。胸骨剑突挺直向下而不突起，心脏端正。胸骨剑突歪斜者，心脏偏斜。

　　皮肤色白，纹理致密，肺脏小。纹理粗糙的，肺脏大。两肩宽厚高大，胸膺突出而咽喉下陷者，肺脏位置偏高。两腋窄紧，胁部张开者，肺脏位置偏低。肩部匀称，背部厚实者，肺脏坚实。肩背瘦薄者，肺脏脆弱。胸背宽厚者，肺脏端正。胁部肋骨两侧疏密不匀称者，肺脏偏斜。

　　皮肤色青，纹理致密者，肝脏小。纹理粗糙者，肝脏大。胸部宽阔，肋骨向外突起者，肝脏位置偏高。肋骨紧缩内收者，肝脏位置偏低。胸胁匀称者，肝脏坚实。胁部肋骨软弱者，肝脏脆弱。胸部和腹部匀称而彼此协调者，肝脏端正。胁部肋骨一侧突起，肝脏偏斜。

　　皮肤色黄，纹理致密者，脾脏小。纹理粗糙的，脾脏大。口唇翘起而外翻者，脾脏位置偏高。口唇低垂而纵缓者，脾脏位置偏低。口唇坚实者，脾脏坚实。口唇大而松弛者，脾脏脆弱。口唇上下端正、匀称，脾脏端正。口唇不端正而一侧偏高者，脾脏偏斜。

　　皮肤色黑，纹理致密者，肾脏小。纹理粗糙者，肾脏大。耳的位置偏高者，肾脏的位置也同样偏高。耳向后下陷者，肾脏的位置偏低。耳坚挺厚实者，肾脏坚实。耳瘦薄而不坚实者，肾脏脆弱。耳端正匀称，向前贴近牙床者，肾脏端正。一侧耳偏高者，肾脏偏斜。上述变化，能够注意调摄，保持功能正常，人体就会安然无恙。如果不注意调摄，致使五脏受损，人体就会发生疾病。

　　黄帝说：讲得好！但是你讲的不是我所问的，我想了解的是有的人从来不生病，而且可以享尽自然寿命，即便有忧愁、恐惧、惊吓等强烈的情志刺激,也不能使五脏虚弱,严寒酷热的外邪,也不会损伤五脏;有的人不离开掩蔽严密的居室,也没有惊恐等情志刺激,却不能避免发生疾病,我想知道这是为什么呢? 岐伯回答说: 人的五脏六腑是邪气侵袭的地方,请允许我就这个问题谈谈其中的道理。五脏都小的,较少因为外邪侵袭而发生疾病,但是容易心情焦虑,多愁善感。五脏都大的,做事从容和缓,难得使他忧愁。五脏位置都偏高的,举止行动好高骛远。五脏位置都偏低的,意志软弱,甘居人下。五脏都坚实的,不会发生疾病;五脏都脆弱的,总是发生疾病。五脏位置都端正的,性情柔顺,为人公正,办事深得人心。五脏都偏斜的,心怀邪念而善于偷盗,不能与人们公平办事,前言后语不一致且不讲信用。

【按语】

本段论述如何判断五脏大小,以及五脏大小与性情特点、发病情况。

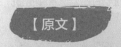
【原文】

　　黄帝曰: 愿闻六腑之应。岐伯答曰: 肺合大肠,大肠者,皮其应;心合小肠,小肠者,脉其应;肝合胆,胆者,筋其应;脾合胃,胃者,肉其应;肾合三焦膀胱,三焦膀胱者,腠理毫毛其应。

　　黄帝曰: 应之奈何? 岐伯曰: 肺应皮。皮厚者大肠厚,皮薄者大肠薄。皮缓腹裹大者大肠大而长,皮急者大肠急而短,皮滑者大肠直,皮肉不相离者大肠结。

　　心应脉。皮厚者脉厚,脉厚者小肠厚;皮薄者脉薄,脉薄者小肠薄;皮缓者脉缓,脉缓者小肠大而长;皮薄而脉冲小者,小肠小而短。诸阳经脉皆多纡屈者,小肠结。

脾应肉,肉䐃坚大者胃厚,肉䐃么者胃薄,肉䐃小而么者胃不坚,肉䐃不称身者胃下,胃下者,下管约不利。肉䐃不坚者胃缓,肉䐃无小果累者胃急。肉䐃多小果累者胃结,胃结者,上管约不利也。

肝应爪,爪厚色黄者胆厚,爪薄色红者胆薄,爪坚色青者胆急,爪濡色赤者胆缓,爪直色白无纹者胆直,爪恶色黑多纹者胆结也。

肾应骨,密理厚皮者三焦膀胱厚,粗理薄皮者三焦膀胱薄,疏腠理者三焦膀胱缓,皮急而无毫毛者三焦膀胱急,毫毛美而粗者三焦膀胱直,稀毫毛者三焦膀胱结也。

黄帝曰:厚薄美恶皆有形,愿闻其所病。岐伯答曰:视其外应,以知其内脏,则知所病矣。

【白话解】

黄帝说:我想听听六腑与外在组织的相应关系。岐伯回答说:肺与大肠相合,大肠与皮相应。心与小肠相合,小肠与脉相应。肝与胆相合,胆与筋相应。脾与胃相合,胃与肉相应。肾与三焦、膀胱相合,三焦、膀胱与腠理、毫毛相应。

黄帝说:五脏六腑与各组织的相应关系如何体现呢? 岐伯回答说:肺与皮肤相应,又与大肠相合。皮肤厚者,大肠就厚。皮肤薄者,大肠也薄。皮肤纵缓,腹围大者,大肠松弛而长。皮肤绷急者,大肠紧缩而短。皮肤滑润者,大肠就通顺。皮肤焦枯干燥者,大肠就干结滞涩。

心与脉相应,又与小肠相合。皮肤厚的,脉也厚,脉厚的,小肠也就厚。皮肤薄的,脉也薄,脉薄,小肠就薄。皮肤纵缓的,脉就纵缓,脉纵缓的,小肠就粗大而长。皮肤薄而脉弱小,小肠就短小。所有阳经经脉多弯曲的,小肠就干结滞涩。

脾与肉相应,与胃相合,隆起的肌肉坚实而大者,胃就厚。隆起的肌肉瘦薄,胃就薄。隆起的肌肉瘦小而弱者,胃就不坚实。隆起的肌肉与身体其他部位不协调,胃的位置便偏低,胃体偏低则胃下口不能正常约束。隆起的肌肉不坚实,胃体就纵缓。隆起的肌肉周围没有小颗粒累累相连者,胃体就紧缩。隆起的肌肉周围有颗粒累累相连的,胃便干结滞涩,胃干结滞涩则胃上口不能正常约束。

肝与爪相应,与胆相合。爪甲厚而色黄,胆厚。爪甲薄而色淡红,胆薄。爪甲坚硬而色青,胆紧缩。爪甲濡软、色红,胆纵缓。爪甲直正、色白无纹,胆气调畅。爪甲畸形、色黑多纹,胆干结滞涩。

肾与骨相应,与膀胱、三焦相合。纹理致密、皮肤厚实,三焦、膀胱就厚。纹理粗糙、皮肤薄脆,三焦、膀胱就薄。腠理疏松的,三焦、膀胱就弛缓。皮肤紧急而无毫毛的,三焦、膀胱就紧缩。毫毛润泽而粗的,三焦、膀胱调畅。毫毛稀疏的,三焦、膀胱就干结滞涩。

黄帝说:人体内在脏腑的厚薄、善恶情况,都可以在体表反映出来,我想了解它们都反映什么样的疾病。岐伯回答说:审察体表的各种反应,就可以测知内在脏腑的变化,就能知道所发生的疾病。

【按语】
本段论述了五脏与六腑、体表组织的关系。

# 五色第四十九（节选）

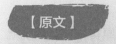

【原文】

　　明堂者鼻也，阙者眉间也，庭者颜也，蕃者颊侧也，蔽者耳门也，其间欲方大，去之十步，皆见于外，如是者，寿必中百岁。

　　雷公曰：五官之辨奈何？黄帝曰：明堂骨高以起，平以直，五脏次于中央，六腑挟其两侧，首面上于阙庭，王宫在于下极[1]，五脏安于胸中，真色以致，病色不见，明堂润泽以清，五官恶得无辨乎？雷公曰：其不辨者，可得闻乎？黄帝曰：五色之见也，各出其色部。部骨陷者，必不免于病矣。其色部乘袭[2]者，虽病甚，不死矣。雷公曰：官五色奈何？黄帝曰：青黑为痛，黄赤为热，白为寒，是谓五官。

【注释】

　　[1]王宫在于下极：王宫，指心。下极，两目之间的部位。

　　[2]乘袭：此指母子相承，即母之部见子之色。如心部见黄，肝部见赤，肺部见黑，肾部见青，此子之气色，承（乘）袭于母部。

【白话解】

　　明堂就是鼻，阙就是两眉之间的部位，庭就是前额部，蕃就是两颊的外侧，蔽是耳前方的部位。明堂、阙、庭、蕃、蔽这些部位应该是端正、宽大、丰满，远离十步还能看清楚。如果某个人有以上的形态，他的寿命一定会达到一百岁。

　　雷公问：怎样辨别面部五官的部位呢？黄帝回答说：鼻的正常形态应是：鼻骨高起，端正而平直。五脏按照一定的次序排列在面部的中央，六腑列于五脏部位的两旁。头面的情况反映在眉阙之上的前额,心位于两目之间的下极。胸腹中的五脏安定平和,五脏真气所化生的五色,正常地反映到面部,不出现异常的色泽,鼻部的色泽也明润清晰,五官还有不能辨析清楚的吗？雷公问：在病态中不能清楚地辨析者,其情况又是如何？黄帝回答说：五色在面部的表现,有其固定的位置。如果在某个部位出现色泽隐晦如陷骨中的,就必定是发生了疾病。如果五色出现在相承袭的部位上,如子色出现在母位,即使病情很重也不会死亡。雷公问：怎样通过观察五色来诊察疾病呢？黄帝回答说：青色和黑色主痛,黄色和赤色主热,白色主寒,这就是通过观察五色变化来推断疾病的大概情况。

## 【按语】

本段阐述面部各望诊部位的名称,及健康长寿者的面部特征。

## 【原文】

其色粗以明者为间,沉夭者为甚,其色上行者病益甚,其色下行如云彻散者病方已。五色各有脏部,有外部,有内部也。色从外部走内部者,其病从外走内；其色从内走外者,其病从内走外。病生于内者,先治其阴,后治其阳,反者益甚；其病生于外者,先治其阳,后治其阴,反者益甚。

## 【白话解】

面部色泽明润而含蓄,表示病情轻。色泽沉滞而枯槁,表示病情重。颜色变化从下向上蔓延,表明病情逐渐加重。从上向下,像云雾一样逐渐消退的,表明疾病将要痊愈。五色在面部的表现,都与脏腑所主相应部位有关，将整个面部分内外，内部归属五脏，外部归属六腑。如果五色的变化是从外部开始，逐渐发展到内部，表明疾病的发生，是从六腑开始，而逐渐影响到五脏。五色的变化从内部开始，逐渐发展到外部，疾病则是从五脏开始，逐渐影响到六腑。疾病由五脏影响到六腑，应当首先治疗五脏，然后治疗六腑，违背这个原则疾病就会加重。疾病是由六腑而影响到五脏，就应当首先治疗六腑，然后治疗五脏，违背这个原则，病也会加重。

【按语】

本段论述如何根据面部的色泽变化来判断疾病的轻重。

【原文】

庭者，首面也；阙上者，咽喉也；阙中者，肺也；下极者，心也；直下[1]者，肝也；肝左者，胆也；下者，脾也；方上[2]者，胃也；中央者，大肠也；挟大肠者，肾也；当肾者，脐也；面王以上者，小肠也；面王以下者，膀胱子处也；颧者，肩也；颧后者，臂也；臂下者，手也；目内眦上者，膺乳也；挟绳而上者，背也；循牙车以上者，股也；中央者，膝也；膝以下者，胫也；当胫以下者，足也；巨分者，股里也；巨屈者，膝膑也；此五脏六腑肢节之部也，各有部分。用阴和阳，用阳和阴，当明部分，万举万当，能别左右[3]，是谓大道，男女异位[4]，故曰阴阳，审察泽夭，谓之良工。

【注释】

[1] 直下：指鼻柱部位，下极的直下方。鼻柱部位应肝。

[2] 方上：指鼻准头的两旁。

[3] 能别左右：即能辨别阴阳之意。《素问·阴阳应象大论》："左右

者,阴阳之道路也。"

[4]男女异位:男女面色的顺逆不同,男子,面色从左而右为顺,反之为逆;女子面色从右而左为顺,反之为逆。

【白话解】

天庭是头面的对应部位;眉心的上部是咽喉的对应部位;两眉之间是肺的对应部位;两目之间是心的对应部位;两目之间正下方的鼻柱部位,是肝的对应部位;肝所主部位的左侧,是胆的对应部位;鼻头是脾的对应部位;鼻翼是胃的对应部位;面颊的中央部位,是大肠的对应部位;挟大肠所主部位的外侧,是肾的对应部位;肾所主部位的下方,是脐的对应部位;鼻头的外侧上方,是小肠的对应部位;鼻头下方的人中沟,是膀胱和子宫的对应部位;两颧是肩的对应部位;两颧的外侧是臂的对应部位;臂所主部位的下方,是手的对应部位;眼内角的上方,是胸部和乳房的对应部位;面颊外侧耳边的上方,是背的对应部位;沿着颊车向下,是大腿的对应部位;上下牙床中间的部位,是膝的对应部位;膝所主部位的下方,是小腿的对应部位;小腿所主部位的下方,是足的对应部位;口角的大纹处,是大腿内侧的对应部位;面颊下方曲骨处,是膝部髌骨的对应部位。以上就是五脏六腑和肢体在面部的对应部位。确定了全身在面部的部位,就能够正确地诊断疾病了。治疗时,阴衰而导致阳盛的,应当补阴而配阳,阳衰而导致阴盛的,应当助阳而和阴。明确了人体各部与面部位置的关系和阴阳盛衰状况,辨证治疗就一定会恰当。左右是阴阳升降的道路,所以辨别色泽在面部左右上下的移动,是辨别阴阳盛衰的重要规律。男子和女子面部色泽上下移动的诊断意义是不同的,男子右为逆,左为顺,女子左为逆,右为顺,这是因为男女阴阳属性不同。认真观察面色的润泽或枯槁来辨别病情,就能成为高明的医生。

【按语】

本段论述了面部部位与脏腑身形的对应关系,特别是五脏六腑在面部的对应关系,奠定了中医诊法学说面部望诊的理论基础。

沉浊为内,浮泽为外,黄赤为风,青黑为痛,白为寒,黄而膏润为脓,赤甚者为血,痛甚为挛,寒甚为皮不仁。五色各见其部,察其浮沉,以知浅深;察其泽夭,以观成败;察其散抟,以知远近;视色上下,以知病处;积神于心,以知往今。故相气不微,不知是非,属意勿去,乃知新故。色明不粗,沉夭为甚;不明不泽,其病不甚。其色散驹驹然[1]未有聚,其病散而气痛,聚未成也。

【注释】

[1] 驹驹然:形容病色如小马奔驰无定,散而不聚的样子。

【白话解】

面色沉滞晦黯,主病在里;浮露而鲜明润泽,主病在表。黄色和赤色主风热病,青色和黑色主痛证,白色主寒证。在疮疡等外科疾病中,局部色泽黄润,软如脂膏者,是成脓的表现;局部颜色深红,是血瘀未成脓的表现。疼痛剧烈的,可以出现肢体拘挛;若寒邪甚,可出现皮肤麻痹不仁。人体发生病变,面部就会出现相应位置的色泽变化。通过观察五色的浮露和沉滞,能够了解病位的浅深;观察面色的润泽与晦黯,就能推测疾病预后的好坏;观察五色的散漫和聚结,则能了解病程的长短;观察五色出现在面部的上下位置,便能判断疾病发生的部位。医生聚精会神地观察色泽的变化,就可以了解疾病以往的情况和当前的发展变化。如果不细致入微地观察色泽的变化,则不能分辨清楚正常和异常。只有专心致志地分析研究,才能知道病之新旧。面色不呈现应有的明润,却见沉滞枯槁者,病情严重;面色虽然不明润光泽,但没有沉滞枯槁现象的,病情还不算严重。色散漫不聚,为病邪逐渐消散之征,即使气滞不通而引起疼痛,也不会形成积聚一类的病变。

【按语】

本段说明五色所主的疾病性质,并提出了望色诊病的要领。

# 论勇第五十

黄帝问于少俞曰：有人于此，并行并立，其年之长少等也，衣之厚薄均也，卒然遇烈风暴雨，或病或不病，或皆病，或皆不病，其故何也？少俞曰：帝问何急？黄帝曰：愿尽闻之。少俞曰：春温风，夏阳风，秋凉风，冬寒风。凡此四时之风者，其所病各不同形。

黄帝曰：四时之风，病人如何？少俞曰：黄色薄皮弱肉者，不胜春之虚风；白色薄皮弱肉者，不胜夏之虚风；青色薄皮弱肉，不胜秋之虚风；赤色薄皮弱肉，不胜冬之虚风也。

黄帝曰：黑色不病乎？少俞曰：黑色而皮厚肉坚，固不伤于四时之风。其皮薄而肉不坚、色不一者，长夏至而有虚风者病矣。其皮厚而肌肉坚者，长夏至而有虚风不病矣。其皮厚而肌肉坚者，必重感于寒，外内皆然乃病。黄帝曰：善。

## 【白话解】

黄帝问少俞：如果有些人生活在共同的环境中，行为举止一样，年龄大小一致，穿衣服厚薄也相同。突然遇到狂风暴雨等异常气候变化，却有人生病，有人不生病，或者都发病，或者都不发病，这是为什么？少俞回答说：您想先了解哪方面的情况呢？黄帝说：所有的问题我都想知道。少俞说：春季是温风，夏季是热风，秋季是凉风，冬季是寒风。因为四季的影响，人体发病也有不同的证候。

黄帝问：四季不同的风邪分别侵袭人体，如何使人发病？少俞回答说：面色黄、皮肤薄、肌肉柔弱的人，脾气不足，经受不住春季风邪的侵袭；

面色白、皮肤薄、肌肉柔弱的人,肺气不足,经受不住夏季风邪的侵袭;面色青、皮肤薄,肌肉柔弱的人,肝气不足,经受不住秋季风邪的侵袭;面色赤、皮肤薄、肌肉柔弱的人,心气不足,经受不住冬季风邪的侵袭。

黄帝问:面色黑的人,难道不会感受风邪而发生疾病?少俞回答说:面色黑而皮肤厚、肌肉坚实的人,肾气充盛,当然不会遭受风邪的侵袭。如果皮肤薄、肌肉不坚实、面色又不是始终保持黑色的人,到了长夏而感受风邪就会发生疾病。如果面色黑、皮肤厚、肌肉坚实者,即使在长夏遇到风邪,也不会发生疾病。这样的人必须内伤于饮食生冷,外感寒邪,外内合邪才会生病。黄帝说:讲得很好。

【按语】

本段说明共同的致病环境,是否发病关键取决于体质的强弱,提示养生防病应该注意个体差异,因人制宜。

【原文】

黄帝曰:夫人之忍痛与不忍痛者,非勇怯之分也。夫勇士之不忍痛者,见难则前,见痛则止;夫怯士之忍痛者,闻难则恐,遇痛不动。夫勇士之忍痛者,见难不恐,遇痛不动。夫怯士之不忍痛者,见难与痛,目转面盼[1],恐不能言,失气惊悸,颜色变更,乍死乍生。余见其然也,不知其何由,愿闻其故。少俞曰:夫忍痛与不忍痛者,皮肤之薄厚、肌肉之坚脆缓急之分也,非勇怯之谓也。

黄帝曰:愿闻勇怯之所由然。少俞曰:勇士者,目深以固,长衡直扬,三焦理横,其心端直,其肝大以坚,其胆满以傍,怒则气盛而胸张,肝举而胆横,眦裂而目扬,毛起而面苍,此勇士之由然者也。

黄帝曰：愿闻怯士之所由然。少俞曰：怯士者，目大而不减，阴阳相失，其焦理纵，髑骺短而小，肝系缓，其胆不满而纵，肠胃挺，胁下空，虽方大怒，气不能满其胸，肝肺虽举，气衰复下，故不能久怒，此怯士之所由然者也。

黄帝曰：怯士之得酒，怒不避勇士者，何脏使然？少俞曰：酒者，水谷之精，熟谷之液也，其气剽悍，其入于胃中则胃胀，气上逆满于胸中，肝浮胆横。当是之时，固比于勇士，气衰则悔。与勇士同类，不知避之，名曰酒悖[2]也。

【注释】

[1] 面眄：面部斜侧，惊恐不敢正视。

[2] 酒悖：饮酒后出现的反常行为。

【白话解】

黄帝问：人能否忍受疼痛，能以性格的勇敢与怯懦来区分。性格勇敢而不能忍耐疼痛者，遇到危难时可以挺身向前，可是感到疼痛时就会退缩不前；性格怯懦而能忍耐疼痛者，听到危难的事情就惊恐不安，遇到疼痛却能忍受而不动声色。勇敢而又能忍耐疼痛者，遇到危难不恐惧，碰到疼痛也能忍受。怯懦又不能耐受疼痛者，遇到危难和疼痛，就吓得头晕眼花，面目变色不敢正视，不敢说话，心神散乱，痛得死去活来。我看到这些情况，不知道是什么原因，想了解一下其中的道理。少俞回答说：能否忍耐疼痛，取决于皮肤的厚薄，肌肉的坚脆、松紧的不同，不能根据性格的勇敢和怯懦来区分。

黄帝问：怎样知道性格的勇敢和怯懦？少俞回答说：勇敢的人，双目凹陷，目光坚定，眉毛竖起而长直，皮肤肌肉的纹理是横向的，心脏端正而向下垂直，肝脏大而坚实，胆囊充盈而增大。发怒时，怒气充满胸中而胸廓张大，肝气上升而胆气横溢，眼睛瞪得很大，目光逼人，毛发竖起，面色铁青，这就是勇敢人的表现。

黄帝又问：性格怯懦的人有什么样的表现呢？少俞回答说：怯懦的人，眼睛很大但不凹陷，阴阳气血不协调，皮肤肌肉的纹理是竖向的，胸骨剑突短小，肝脏小而软弱，胆囊不充盈，肠胃挺直，胁下空软。即使发怒时，怒气也不能充满胸中，肝肺虽然因怒气而暂时上举，但是随着怒气的衰减，肝肺又重新下降，发怒时间不会太长，这就是怯懦人的表现。

黄帝问：怯懦的人喝了酒以后发怒时与勇敢的人相似，是哪些脏腑在发挥作用呢？少俞回答说：酒是水谷的精华，由谷类酿造而成的液体，性质迅猛滑利。酒入胃后使胃胀大，气机上逆，壅滞胸中，使肝气上升，胆汁横逆。饮酒后，他的行为当然与勇敢的人相同，但是等到酒醒气衰以后，自己就会感到懊悔。这种人的表现虽然与勇敢的人非常相似，但并不是有意识地按照勇敢人的行为去做，是酒在体内起的作用，所以称为酒悖。

【按语】

本段说明人的性格与行为特点与脏腑组织的关系，以及饮酒对性情的影响。提示人的性情和行为可以受到外界各种因素的影响。

# 卫气第五十二（节选）

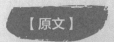

【原文】

　　黄帝曰：五脏者，所以藏精神魂魄者也。六腑者，所以受水谷而行化物者也。其气内入于五脏，而外络肢节。其浮气之不循经者为卫气，其精气之行于经者为营气，阴阳相随，外内相贯，如环之无端，亭亭淳淳乎，孰能穷之。然其分别阴阳，皆有标本虚实所离之处。能别阴阳十二经者，知病之所生；知候虚实之所在者，能得病之高下；知六腑之气街者，能知解结契绍于门户；能知虚实之坚软者，知补泻之所在；能知六经标本者，可以无惑于天下。

【白话解】

　　黄帝说：五脏是贮藏精、神、魂、魄等的器官，六腑是接受和传化饮食物的器官。由饮食物所化生的精微物质，内入五脏，外布肢体关节，浮漂在外而不在经脉中运行的是卫气，在经脉中运行的是营气。属阳的卫气和属阴的营气相互依随，内外贯通，在体内运行如环之无端，如水之源远流长，没有穷尽。但经脉又分为阴阳，经脉都有各自的起点和终点，都有气血充盛和空虚的不同，经脉之间还有会合、分离的部位。所以分清属阴属阳的十二经脉，就能判断哪条经脉发生了病变；诊察经脉气血虚实的所在位置，便能了解患病部位是在上还是在下；了解六腑气机通行的道路，即能找到疾病治疗过程中解决关键问题的途径；了解疾病虚实的程度和对治疗的反应，就可以掌握补泻方法的具体运用；明白六经的标本，对各种疾病的认识和治疗，才不会产生疑惑。

【按语】

　　本段从五脏六腑的功能，说明营气、卫气的功能和循行概况。

足太阳之本在跟以上五寸中,标在两络命门。命门者,目也。足少阳之本在窍阴之间,标在窗笼之前。窗笼者,耳也。足少阴之本在内踝下上三寸中,标在背腧与舌下两脉也。足厥阴之本在行间上五寸所,标在背腧也。足阳明之本在厉兑,标在人迎颊挟颃颡也。足太阴之本在中封前上四寸之中,标在背腧与舌本也。手太阳之本在外踝之后,标在命门之上一寸也。手少阳之本在小指次指之间上二寸,标在耳后上角下外眦也。手阳明之本在肘骨中上至别阳,标在颜下合钳上也。手太阴之本在寸口之中,标在腋内动也。手少阴之本在锐骨之端,标在背腧也。手心主之本在掌后两筋之间二寸中,标在腋下下三寸也。凡候此者,下虚则厥,下盛则热,上虚则眩,上盛则热痛。故实者绝而止之,虚者引而起之。

## 【白话解】

足太阳膀胱经之本,在足跟以上五寸的跗阳穴,其标在双眼内眼角的睛明穴。足少阳胆经之本,在第四足趾外侧的足窍阴穴,标在耳前方的听宫穴。足少阴肾经之本,在足内踝下缘向上三寸的复溜、交信穴,标在背部十四椎下两旁的肾俞穴和舌下两条静脉上的金津、玉液穴。足厥阴肝经之本,在行间穴向上五寸的中封穴,标在背部第九椎下两旁的肝俞穴。足阳明胃经之本,在第二足趾上的厉兑穴,标在颈部喉结旁的人迎穴和上颚鼻后孔至面颊之间的部位。足太阴脾经之本,在中封穴前方向上四寸的三阴交穴,标在背部第十一椎下两旁的脾俞和舌根部。手太阳小肠经之本,在手外踝后侧的养老穴,标在睛明穴向上一寸的地方。手少阳三焦经之本,在第四与第五手指之间的液门穴,标在耳上角的角孙穴和外眼角的丝竹空穴。手阳明大肠经之本,在肘部靠近骨的曲池穴,在手臂上部还有臂臑穴,标在额角与耳前交会点的头维穴。手太阴肺经之本,在位于寸口的太渊穴,标在腋窝内侧动脉搏动处的天府穴。手少阴心经之本,在掌后锐骨边上的神门穴,标在背部第五椎下两旁的心俞穴。手厥阴心包经之本,在掌后二寸两筋间的内关穴,标在腋下三寸的天池穴。一般诊察十二经标本的发病规律是位于下部的本,阳气虚弱则发生厥逆,阳气亢盛则发生热证。位于上部的标,阳气不足则出现眩晕,阳气亢盛则出现发热、疼痛。标本病变属实的,应当用泻法,彻底驱除邪气而制止疾病的发展。标本病变属虚的,应当用补法来振奋阳气。

【按语】

本段讨论十二经脉的标本及与穴位的关系。文中只介绍了标、本的位置,没有写出腧穴名称。白话解中根据后世说法补充了腧穴名称。

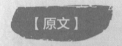

【原文】

胸气有街,腹气有街,头气有街,胫气有街。故气在头者,止之于脑。气在胸者,止之膺与背腧。气在腹者,止之背腧与冲脉于脐左右之动脉者。气在胫者,止之于气街与承山、踝上以下。

【白话解】

人体的胸部、腹部、头部和腿部的气,都有各自通行的道路和输注的部位。头部运行之气,输注于脑。胸部运行之气,输注到胸膺和背部十一椎以上的背俞穴。腹部运行之气,输注到背部十一椎以下的背俞穴和脐部左侧右侧动脉附近冲脉的腧穴肓俞等。腿部运行之气,输注到足阳明胃经的气冲穴、足太阳膀胱经的承山穴和足踝的上下部位。

【按语】

本段指出四街的部位。

# 论痛第五十三

黄帝问于少俞曰：筋骨之强弱，肌肉之坚脆，皮肤之厚薄，腠理之疏密，各不同，其于针石火焫之痛何如？肠胃之厚薄、坚脆亦不等，其于毒药何如？愿尽闻之。少俞曰：人之骨强、筋弱、肉缓、皮肤厚者耐痛，其于针石之痛、火焫亦然。黄帝曰：其耐火焫者，何以知之？少俞答曰：加以黑色而美骨者，耐火焫。黄帝曰：其不耐针石之痛者，何以知之？少俞曰：坚肉薄皮者，不耐针石之痛，于火焫亦然。

黄帝曰：人之病，或同时而伤，或易已，或难已，其故何如？少俞曰：同时而伤，其身多热者易已，多寒者难已。黄帝曰：人之胜毒，何以知之？少俞曰：胃厚、色黑、大骨及肥者，皆胜毒；故其瘦而薄胃者，皆不胜毒也。

【白话解】

黄帝问少俞：人体的筋骨有强壮与软弱的不同，肌肉有坚实与脆弱的区分，皮肤有厚薄的差别，腠理有粗疏与致密的区别，对于针刺和艾火烧灼所引起疼痛的耐受力如何？人体胃肠的厚薄、坚实和脆弱也不相同，他们对于药物的耐受能力又怎样呢？希望你详尽地讲给我听听。少俞回答说：骨骼强壮、筋脉软弱、肌肉舒缓、皮肤较厚的人，能够忍耐疼痛，无论是对针刺或艾火烧灼的疼痛，其耐受程度都是同样的。黄帝问：怎么知道有些人能够耐受艾火烧灼的疼痛呢？少俞回答说：骨骼强壮、筋脉柔软、肌肉舒缓、皮肤较厚，肤色较黑、骨骼匀称的人，能够耐受艾火烧灼的疼痛。黄帝问：怎么知道有些人不能耐受针刺的疼痛呢？少俞说：肌肉坚实、皮肤薄的人，不能耐受针刺的疼痛，也不能耐受艾火烧灼。

黄帝问：在同样的时间患同样的疾病，有人容易治愈，有人难于治疗，这是什么原因呢？少俞回答说：同时患同样的疾病，如果以热证为主，容易治愈，以寒证为主，难以治愈。黄帝问：如何了解人体对药物的耐受力呢？少俞说：胃厚实、肤色黑、骨骼粗壮、身体肥胖的人，对药物有较强的耐受力；身体消瘦、胃薄弱的人，对药物的耐受力差。

【按语】

本段说明体质不同，对药物、针灸疼痛的耐受能力有差异。提示因人制宜防治疾病的重要性。

# 天年第五十四

【原文】

黄帝问于岐伯曰:愿闻人之始生,何气筑为基,何立而为楯,何失而死,何得而生? 岐伯曰:以母为基,以父为楯[1],失神者死,得神者生也。黄帝曰:何者为神? 岐伯曰:血气已和,荣卫已通,五脏已成,神气舍心,魂魄毕具,乃成为人。

黄帝曰:人之寿夭各不同,或夭或寿,或卒死,或病久,愿闻其道。岐伯曰:五脏坚固,血脉和调,肌肉解利,皮肤致密,营卫之行不失其常,呼吸微徐,气以度行,六腑化谷,津液布扬,各如其常,故能长久。

黄帝曰:人之寿百岁而死,何以致之? 岐伯曰:使道隧以长,基墙高以方[2],通调营卫,三部三里起[3],骨高肉满,百岁乃得终。

【注释】

[1] 以母为基,以父为楯:人体胚胎发生,以母血为基础,以父精所化阳气为护卫,阴阳交感,精气相结合而成。

[2] 基墙高以方:基,下巴;墙,面部四旁。高以方,高厚方正丰满之意。

[3] 三部三里起:三部与三里同义,指面部上、中、下三部分,分别以额角、鼻准、下颌为标志。起,高起而不平陷。

【白话解】

黄帝问岐伯:人的生命刚刚形成的时候,稚嫩之身,以什么为基质,以什么为卫护的呢? 失去了什么就会死亡,获得了什么才能保持活力? 岐伯回答说:人的生命以来自母亲的阴血为基质,以来自父亲的阳气为卫护的。

丧失了作为生机之本的神气，人就会死去；获得了作为生机之本的神气，人就能保持活力。黄帝问：什么是作为生机之本的神气呢？岐伯回答说：当人体血气合和、营卫贯通、五脏形成之后，作为生机之本的神气就会随之产生而藏守在心，魂魄意识也会随之显现，这样，健全的人就诞生了。使人体从血气合和到健全之躯诞生的特殊生机，就是作为生机之本的神气。

黄帝又问：人的寿命各不相同，有的短命，有的长寿，有的会突然死亡，有的则是患病之后久治不愈，希望听你讲讲其中的道理。岐伯回答说：五脏强健，血脉和顺，肌腠通利而没有凝滞，皮肤细密而无隙可乘，营气与卫气的运行也不失去各自的常规，呼吸舒缓自然而不急不粗，气机能够正常运行，六腑能消化饮食水谷，津液又能敷布濡养全身，总之人体的一切都能发挥其正常作用，人就能长寿，否则就会短命，或者突然死亡，或者患病之后久治不愈。

黄帝问：怎样知道有的人会活到百岁？岐伯回答说：鼻孔深，人中长，面部颊侧和下巴等部位骨高肉厚而且端正，营卫运行畅通，颜面上部的额角、中部的鼻和下部的下颌都隆起，骨骼高大、肌肉丰满，就会活到百岁，尽享天年。

【按语】

本段讨论了生命的形成及神对生命的重要性。提出人能长寿必须具备的自身条件，包括体质强壮、五脏坚固、六腑功能正常、营卫气血调和、肌肉皮肤解利与致密等。

【原文】

黄帝曰：其气之盛衰，以至其死，可得闻乎？岐伯曰：人生十岁，五脏始定，血气已通，其气在下[1]，故好走。二十岁，血气始盛，肌肉方长，故好趋。三十岁，五脏大定，肌肉坚固，血脉盛满，故好步。

四十岁,五脏六腑、十二经脉皆大盛以平定,腠理始疏,荣华颓落,发颇斑白,平盛不摇,故好坐。五十岁,肝气始衰,肝叶始薄,胆汁始减,目始不明。六十岁,心气始衰,苦忧悲,血气懈惰,故好卧。七十岁,脾气虚,皮肤枯。八十岁,肺气衰,魄离,故言善误。九十岁,肾气焦,四脏经脉空虚[2]。百岁,五脏皆虚,神气皆去,形骸独居而终矣。

**【注释】**

[1] 其气在下:其气,藏于肾的生长之气。人生十岁,此气始盛,是生长发育的开端,故云"其气在下"。

[2] 四脏经脉空虚:四脏经脉,指肝心肺肾及其经脉。空虚,衰竭。

**【白话解】**

黄帝问:人在生命的整个过程当中,血气的盛衰变化情况以及最终死亡的原因,我能够听听吗?岐伯回答说:人长到十岁的时候,五脏刚刚定型,血气也已贯通。不过,这时人体的生气主要处在下肢,所以喜欢跑动;长到二十岁的时候,血气开始旺盛,肌肉正处在重要的发育生长时期,所以喜欢快步行走;到了三十岁的时候,五脏已经完全发育成熟,肌肉强健发达、腠理固密,血脉也已旺盛充盈,所以喜欢稳步行走;到了四十岁的时候,五脏六腑与十二经脉的状态都达到了旺盛的顶峰并且稳定下来,皮肤的腠理转而开始松弛,面部的光泽随之逐渐衰退,鬓发也略微现出斑白之色,精力已经有所下降,但还处于较好的状态,没有明显衰减,所以喜欢安坐;到了五十岁的时候,肝气首先开始衰弱,接着是肝叶开始萎缩,胆汁开始减少,眼睛开始昏花;到了六十岁的时候,心气开始衰弱,常常会因为身体衰老导致忧虑、悲伤而叹息苦恼,血气运行无力,肢体困顿懒惰,所以喜欢躺卧;到了七十岁的时候,脾脏的功能已经衰弱,皮肤也变得干枯而毫无光泽;到了八十岁的时候,肺气已经衰弱,魂魄也已离开躯体,所以言谈容易出现错误;到了九十岁的时候,肾气已近枯竭,肝、心、脾、肺这四个脏器的经脉则都已空虚无物了;最后,到了一百岁的时候,五脏的经脉血气就全都空虚了,神气也完全离开了躯体。这样,人就只剩下一具空壳独自存在,于是生命就在享尽天年之后终结了。

【按语】

本段阐明人体生长壮老已不同生命阶段的生理特点。

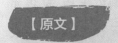

黄帝曰:其不能终寿而死者,何如？岐伯曰:其五脏皆不坚,使道不长,空外以张[1],喘息暴疾,又卑基墙,薄脉少血,其肉不实,数中风寒,血气虚,脉不通,真邪相攻,乱而相引[2],故中寿而尽也。

【注释】

[1]空外以张:空,同孔。空外以张,指鼻孔外翻。

[2]真邪相攻,乱而相引:指正邪相互斗争,气血紊乱,不能驱邪外出,反致引邪深入。

【白话解】

黄帝问:那些不能享尽天年,死亡的原因又是什么呢？岐伯回答说:由于他们的五脏不强健,人中也不显长,鼻孔既不深邃,且向外张露,呼吸粗重疾速,面部的颊侧和下颌塌陷,脉体薄弱而脉中血少,肌肉不结实,容易屡受风寒侵袭,以致气血更加虚弱,脉络不通畅,正气与邪气相互交争,原本就很虚弱的正气败退之后,反而会将邪气引入体内,所以活到寿命的半数就会过早死去。

【按语】

本段提出不能终寿的原因是五脏功能不健全。

# 逆顺第五十五

黄帝问于伯高曰：余闻气有逆顺，脉有盛衰，刺有大约，可得闻乎？伯高曰：气之逆顺者，所以应天地阴阳、四时五行也；脉之盛衰者，所以候血气之虚实有余不足。刺之大约者，必明知病之可刺，与其未可刺，与其已不可刺也。

黄帝曰：候之奈何？伯高曰：《兵法》曰：无迎逢逢之气，无击堂堂之阵。《刺法》曰：无刺熇熇之热，无刺漉漉之汗，无刺浑浑之脉，无刺病与脉相逆者。

黄帝曰：候其可刺奈何？伯高曰：上工，刺其未生者也，其次，刺其未盛者也，其次，刺其已衰者也；下工，刺其方袭者也，与其形之盛者也，与其病之与脉相逆者也。故曰：方其盛也，勿敢毁伤，刺其已衰，事必大昌。故曰：上工治未病，不治已病。此之谓也。

## 【白话解】

黄帝问伯高说：我听说人身气机运行有顺逆，脉象有盛衰，针刺有原则，能讲给我听听吗？伯高回答说：气行的逆顺与自然界的阴阳变化、四季的五行规律相对应。脉象的盛衰可以诊察气血的虚实变化。针刺的原则首先在于明了哪些疾病可以运用刺法，哪些疾病还未能运用刺法，以及哪些疾病不能运用针刺方法来救治。

黄帝问：如何判断疾病是否适宜运用刺法？伯高回答说：《兵法》讲过，作战时，敌人攻势迅猛就不要抵挡其攻击，对敌方强大的阵势，也不能贸然进攻。《刺法》上也有记载，热势炽盛的时候不能针刺，大汗淋漓的

时候不能针刺,脉象浊乱的时候不能针刺,脉象和病情相反的时候也不能
针刺。

　　黄帝问:怎么知道哪些疾病适宜运用刺法呢?伯高回答说:首先,疾
病没有发生的时候可以施用针刺来预防。其次,疾病初期,邪气尚未亢盛
的时候,可施用刺法。再次,在邪气已经衰减而正气逐渐恢复,可因势利
导地施用刺法。只有技术低劣的医生,才在邪气亢盛,或病证危重,或病
情与脉象不相符的情况下进行针刺。因此邪气亢盛时不要施用刺法,以
免损伤元气,必须在邪气衰减的时候进行针刺才能治愈疾病。高明的医
生在疾病没有发生的时候就进行预防,而不是在疾病发生以后才进行治
疗,就是这个道理。


【按语】

　　本段通过讨论刺法的原则,提出了早期诊断、早期治疗的“治未病”
思想。

# 五味第五十六（节选）

胃者,五脏六腑之海也,水谷皆入于胃,五脏六腑皆禀气于胃。五味各走其所喜,谷味酸,先走肝;谷味苦,先走心;谷味甘,先走脾;谷味辛,先走肺;谷味咸,先走肾。谷气津液已行,营卫大通,乃化糟粕,以次传下。

【白话解】

胃,是五脏六腑的泉源。食物进入人体,首先到胃,五脏六腑要从胃接受食物所化生的精微物质。食物的五味分别进入各自所亲合的脏。酸味的食物首先进入肝,苦味的首先进入心,甘味的首先进入脾,辛味的首先进入肺,咸味的首先进入肾。食物所化生的精微、津液,正常地流行而布散全身。营气和卫气旺盛、通畅而周流全身。余下的部分化成糟粕,自上而下依次传化而排出体外。

【按语】

本段论述饮食五味进入人体后与五脏的对应关系。

谷始入于胃,其精微者,先出于胃之两焦,以溉五脏,别出两行,营卫之道。其大气之抟而不行者,积于胸中,命曰气海,出于肺,循喉咽,故呼则出,吸则入。天地之精气,其大数常出三入一,故谷不入,半日则气衰,一日则气少矣。

【白话解】

食物开始进入胃部后,其中的营养精华首先到达中焦脾和上焦肺,通过它们输布全身,以营养五脏。水谷精微化生的精纯部分为营气,在脉中运行。水谷精微所化生的运行迅猛、滑利的部分为卫气,在脉外运行,这就是营气和卫气的运行道路。水谷精微的另一部分与吸入的清气结合而形成宗气。宗气不像营气、卫气一样周流全身,而主要是积聚在胸中,所以把胸中称为气海。宗气出自肺,沿着咽喉上行,呼则出,吸则入,保证人体正常的呼吸运动。自然界为人类提供的食物和空气进入人体后分别形成宗气、营气和卫气、糟粕三个方面,维持生命活动。所以,半天不进饮食,精气就要衰减,一天不进饮食,精气就会缺少。

【按语】

本段说阐明营气、卫气、宗气的来源及运行规律。

五谷：秔米[1]甘，麻酸，大豆咸，麦苦，黄黍[2]辛。五果：枣甘，李酸，栗咸，杏苦，桃辛。五畜：牛甘，犬酸，猪咸，羊苦，鸡辛。五菜：葵[3]甘，韭酸，藿[4]咸，薤苦，葱辛。

五色：黄色宜甘，青色宜酸，黑色宜咸，赤色宜苦，白色宜辛。凡此五者，各有所宜。所言五宜者，脾病者，宜食秔米饭、牛肉、枣、葵；心病者，宜食麦、羊肉、杏、薤；肾病者，宜食大豆黄卷、猪肉、栗、藿；肝病者，宜食麻、犬肉、李、韭；肺病者，宜食黄黍、鸡肉、桃、葱。

五禁：肝病禁辛，心病禁咸，脾病禁酸，肾病禁甘，肺病禁苦。

肝色青，宜食甘，秔米饭、牛肉、枣、葵皆甘；心色赤，宜食酸，犬肉、麻、李、韭皆酸；脾色黄，宜食咸，大豆、豕肉、栗、藿皆咸；肺色白，宜食苦，麦、羊肉、杏、薤皆苦；肾色黑，宜食辛，黄黍、鸡肉、桃、葱皆辛。

【注释】

[1]秔米：粳米。

[2]黄黍：北方称黄米。

[3]葵：又名冬葵，民间称冬苋菜或滑菜。

[4]藿：豆类植物的叶子。

【白话解】

五谷之中，粳米味甘、芝麻味酸、大豆味咸、麦味苦、黄米味辛。五果之中，枣子味甘、李子味酸、栗子味咸、杏子味苦、桃子味辛。五畜之中，牛肉味甘、狗肉味酸、猪肉味咸、羊肉味苦、鸡肉味辛。五菜之中，葵菜味甘、韭菜味酸、豆叶味咸、野蒜味苦、葱味辛。

五色与五味的关系：黄色适应甘味、青色适应酸味、黑色适应咸味，赤色适应苦味,白色适应辛味。这就是五色分别适应五味的情况,分别代表五脏病变所选用的适宜食物。脾病,宜食粳米饭、牛肉、枣、葵菜等。心病,宜食麦、羊肉、杏、野蒜等。肾病宜食大豆黄卷、猪肉、栗子、豆叶等。肝病,宜食芝麻、狗肉、李子、韭菜等。肺病,宜食黄米、鸡肉、桃子、葱。

五脏病变的禁忌:肝病禁辛味,心病禁咸味,脾病禁酸味,肾病禁甘味,肺病禁苦味。

肝病面色青,宜食甜味食物,如粳米饭、牛肉,枣、葵菜等。心病面色红,宜食酸味食物,如狗肉、芝麻,李子、韭菜等。脾病面色黄,宜食咸味食物,如大豆、猪肉、栗子、豆叶等。肺病面色白,宜食苦味食物,如麦、羊肉、杏、野蒜等。肾病面色黑,宜食辛味食物,如黄米、鸡肉、桃子、葱。

【按语】

本段运用五行理论归纳五谷、五果、五畜、五菜的性味特点,五色与五味的适应关系,以及五脏病变的饮食宜忌。

# 贼风第五十八

【原文】

黄帝曰：夫子言贼风邪气之伤人也，令人病焉，今有其不离屏蔽，不出室穴之中，卒然病者，非不离贼风邪气，其故何也？岐伯曰：此皆尝有所伤于湿气，藏于血脉之中，分肉之间，久留而不去；若有所堕坠，恶血在内而不去。卒然喜怒不节，饮食不适，寒温不时，腠理闭而不通。其开而遇风寒，则血气凝结，与故邪相袭，则为寒痹。其有热则汗出，汗出则受风，虽不遇贼风邪气，必有因加而发焉。

【白话解】

黄帝问：你说人体的疾病都是因为感受外邪引起。但有些人保护得很严密，没有离开居所或也没有遭受贼风邪气的侵袭，却突然发生了疾病，这是什么原因呢？岐伯回答说：是因为平素被湿邪伤害，湿邪侵袭人体后，伏藏在血脉和分肉中，长期不能消散；或者曾经从高处跌落，使瘀血留滞在体内；也有暴喜大怒而情志活动不能节制；或者饮食失调；或者不能根据气候的寒热变化而改变自己的生活起居，导致腠理闭塞而不通畅；或者腠理开泄时感受风寒，使血脉凝滞不通，风寒之邪与体内原有的邪气相互搏结，形成寒痹。或者体内有热，身体汗出时受风吹袭，即便不是厉害的贼风邪气，也因为原有宿疾和新加外感相结合而发生疾病。

【按语】

本段讨论突然发病的原因，强调内外合邪的影响。蕴含固护正气，外避邪气的养生防病思想。

　　黄帝曰：今夫子之所言者，皆病人之所自知也。其毋所遇邪气，又毋怵惕之志，卒然而病者，其故何也？唯有因鬼神之事乎？岐伯曰：此亦有故邪留而未发，因而志有所恶，及有所慕，血气内乱，两气相搏。其所从来者微，视之不见，听而不闻，故似鬼神。

　　黄帝曰：其祝[1]而已者，其故何也？岐伯曰：先巫者，因知百病之胜，先知其病之所从生者，可祝而已也。

**【注释】**

　　[1] 祝：祝由。古代治病的一种精神心理疗法。

**【白话解】**

　　黄帝问：你讲到的疾病发生的原因，都是病人自己能感觉到的。还有一些人既感觉不到有邪气侵袭，又没有惊恐等情志的过度刺激，却突然发病，这是什么原因呢？难道是有鬼神作祟吗？岐伯回答说：也是因为有宿邪伏藏在体内尚未发作，加上情志变化，或有厌恶之情，或愿望未能满足，导致气血逆乱，逆乱的气血与伏藏在体内的宿邪相结合而导致疾病发生。因为这些疾病发生的原因不明显，既看不见，又听不到，所以就好像鬼神作祟一样。

　　黄帝问：这种疾病既然不是鬼神作祟，为什么用祝由的方法能够治愈呢？岐伯回答说：古代的巫医，懂得用精神疗法克制疾病的方法，加上预先掌握疾病发生的原因，所以用祝由方法就能治愈疾病。

**【按语】**

　　本段阐释祝由方法治病的原理。

# 卫气失常第五十九（节选）

【原文】

何以知皮肉、气血、筋骨之病也？伯高曰：色起两眉薄泽者，病在皮。唇色青黄赤白黑者，病在肌肉。营气濡然者，病在血气。目色青黄赤白黑者，病在筋。耳焦枯受尘垢，病在骨。

【白话解】

如何才能诊察皮、肉、气、血、筋、骨发生的病变呢？伯高回答说：皮肤病变可见两眉之间缺少光泽。肌肉病变可见口唇青、黄、赤、白和黑色等色泽变化。气血病变可见营气外泄，皮肤汗多而湿润。筋膜病变可见眼部青、黄、赤、白、黑等色泽变化。骨的病变可见耳郭干枯好像附着灰尘污垢。

【按语】

本段指出皮肉筋骨疾病的外在体征。

【原文】

人之肥瘦大小寒温，有老壮少小，别之奈何？伯高对曰：人年五十已上为老，三十已上为壮，十八已上为少，六岁已上为小。

黄帝曰：何以度知其肥瘦？伯高曰：人有脂、有膏、有肉。黄帝曰：别此奈何？伯高曰：䐃肉坚，皮满者脂。䐃肉不坚，皮缓者膏。皮肉不相离者肉。

黄帝曰：身之寒温何如？伯高曰：膏者其肉淖，而粗理者身寒，细理者身热。脂者其肉坚，细理者热，粗理者寒。

黄帝曰：其肥瘦大小奈何？伯高曰：膏者，多气而皮纵缓，故能纵腹垂腴。肉者身体容大。脂者其身收小。

黄帝曰：三者之气血多少何如？伯高曰：膏者多气，多气者热，热者耐寒。肉者多血，则充形，充形则平。脂者其血清，气滑少，故不能大。此别于众人者也。

黄帝曰：众人奈何？伯高曰：众人皮肉脂膏不能相加也，血与气不能相多，故其形不小不大，各自称其身，命曰众人。

黄帝曰：善。治之奈何？伯高曰：必先别其三形，血之多少，气之清浊，而后调之，治无失常经。是故膏人者，纵腹垂腴；肉人者，上下容大；脂人者，虽脂不能大。

## 【白话解】

人的身材胖瘦、体型的大小，体表的寒温，年龄的老壮少小应该怎样区别？伯高回答说：年龄的划分，五十岁以上为老，三十岁以上为壮，十八岁以上为少，六岁以上为小。

黄帝问：用什么标准评判人的肥瘦呢？伯高回答说：有多脂、多膏、多肉的不同。黄帝问：如何区别这三种类型呢？伯高说：隆起的肌肉坚实、皮肤丰满润泽为多脂；隆起的肌肉不坚实，皮肤松弛为多膏；皮与肉紧紧粘连在一起为多肉。

黄帝问：身体的寒温怎样区别呢？伯高回答说：多膏的人，肌肉柔润、纹理粗疏的卫气容易外泄，多见身寒；纹理致密的卫气易收藏，多见身热。多脂的人，肌肉坚实、纹理致密，身体多热；纹理粗疏，身体多寒。

黄帝问:如何区别形体的肥瘦、大小呢? 伯高回答说:多膏的人,阳气充盛,皮肤松弛,腹部肥大松软下垂。肉多的人,身形宽大。脂多的人,身形较小。

黄帝问:这三种人的气血情况如何? 伯高说:膏多的人多气,气多则阳气旺盛而耐寒。肉多的人多血,血液充养形体,不偏寒也不偏热。脂多的人,血液清稀,气少而流动滑利,所以身形不大。这三种情况与一般人有区别。

黄帝问:一般人的情况怎样呢? 伯高回答说:一般的人,皮、肉、脂、膏、血、气不会偏多偏少,所以形体不大不小,各部分都很匀称,这就是一般人的表现。

黄帝说:讲得好! 如何治疗呢? 伯高回答说:首先必须分辨多膏、多肉、多脂三种不同体型,根据气血的多少、清浊,进行适当的调治。具体治疗时,不要违背一般的治疗原则。多膏的人,腹大下垂;多肉的人,四肢粗圆;多脂的人,虽然脂肪多但身形瘦小。

【按语】

本段根据体型等将人分为多膏、多肉、多脂三形,并讨论年龄对治疗的参考价值。

# 五味论第六十三（节选）

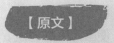

　　五味入于口也，各有所走，各有所病。酸走筋，多食之令人癃；咸走血，多食之令人渴；辛走气，多食之令人洞心；苦走骨，多食之令人变呕；甘走肉，多食之令人悗心。

　　酸入于胃，其气涩以收，上之两焦，弗能出入也，不出即留于胃中，胃中和温，则下注膀胱，膀胱之胞薄以懦，得酸则缩绻，约而不通，水道不行，故癃。阴者，积筋之所终也，故酸入而走筋矣。

　　咸入于胃，其气上走中焦，注于脉，则血气走之，血与咸相得则凝，凝则胃中汁注之，注之则胃中竭，竭则咽路焦，故舌本干而善渴。血脉者，中焦之道也，故咸入而走血矣。

　　辛入于胃，其气走于上焦，上焦者，受气而营诸阳者也，姜韭之气熏之，营卫之气不时受之，久留心下，故洞心。辛与气俱行，故辛入而与汗俱出。

　　苦入于胃，五谷之气皆不能胜苦，苦入下脘，三焦之道皆闭而不通，故变呕。齿者，骨之所终也，故苦入而走骨，故入而复出，知其走骨也。

　　甘入于胃，其气弱小，不能上至于上焦，而与谷留于胃中，甘者令人柔润者也，胃柔则缓，缓则虫动，虫动则令人悗心。其气外通于肉，故甘走肉。

【白话解】

　　饮食五味进入人体后，分别有所喜归入的脏腑组织，在五味的影响下各有相应的病变发生。如酸味走筋,过食酸味,会引起小便不通。咸味走血液,过食咸味,能引起口渴。辛味走气分,过食辛味,可引起内心有空虚感。苦味走骨骼,过食苦味,使人发生呕吐。甘味走肌肉,过食甘味,使人感到心胸烦闷。

酸味入胃以后,由于酸味滞涩,具有收敛作用,只能行于上、中二焦,不能随气化迅速出入,停滞于胃中。若胃中和调温暖,使酸味下注膀胱,膀胱壁薄而柔软,遇到酸味便会收缩卷曲,导致膀胱出口处也紧缩约束,影响水液的排泄,形成小便不利的病证。前阴是全身筋脉汇聚的地方,肝主筋,所以说酸入胃走筋。

咸味入胃后,气味行于中焦,输注到血脉,与血液相合,使血液浓稠,血稠则需要胃中津液不断地补充调和。如此胃中津液就不足,不能上行咽部,使咽部和舌根部得不到滋润,因而感到干燥,出现口渴的现象。血脉是中焦化生的精微输布周身的通道,血液也由中焦所化生,咸味上行在中焦,所以咸味入胃后走血分。

辛味入胃后,气味上行到上焦。上焦能将中焦化生的水谷精微布散到体表。过食葱、姜、蒜、韭之类,辛味熏蒸在上焦,使营卫之气输布受到影响,如果辛味久留于胃中,就会出现内心空虚的感觉。辛味常与卫气同行,辛味入胃以后促使卫阳之气外达而汗出,这就是辛走气的道理。

苦味入胃后,五谷的其他气味都不能胜过它。当苦味进入下脘后,三焦的通路都受到它的影响而气机阻闭不通利。三焦不通,胃内食物不得通调、输散,胃气因而上逆形成呕吐。齿为骨之余,苦味经过齿进入体内又随呕吐通过齿门而出,这就是苦走骨的道理。

甘味入胃后,腻滞胃中气机,使胃气柔弱,不能上达上焦,因而与食物同时积于胃中。甘味使胃柔弱,气行缓慢,容易化湿生虫,虫食甘味而在胃中蠕动,使人心中烦闷。甘味可以入脾,脾主肌肉,甘味外通于肌肉,所以甘走肌肉。

【按语】

本段阐述五味各有所喜,五味偏嗜可导致疾病,提示饮食对健康的重要影响。

# 阴阳二十五人第六十四（节选）

木形之人，比于上角，似于苍帝。其为人苍色，小头长面，大肩背，直身，小手足，有才，好劳心，少力，多忧劳于事。能春夏不能秋冬，秋冬感而病生，足厥阴佗佗然。

火形之人，比于上徵，似于赤帝。其为人赤色，广䏚，锐面小头，好肩背髀腹，小手足，行安地，疾行摇肩，背肉满，有气轻财，少信多虑，见事明，好颜，急心，不寿暴死。能春夏不能秋冬，秋冬感而病生，手少阴核核[1]然。

土形之人，比于上宫，似于上古黄帝。其为人黄色，圆面大头，美肩背，大腹，美股胫，小手足，多肉，上下相称，行安地，举足浮，安心，好利人，不喜权势，善附人也。能秋冬不能春夏，春夏感而病生，足太阴兀兀然。

金形之人，比于上商，似于白帝。其为人白色，方面小头，小肩背，小腹，小手足，如骨发踵外，骨轻，身清廉，急心，静悍，善为吏。能秋冬不能春夏，春夏感而病生，手太阴敦敦然。

水形之人，比于上羽，似于黑帝。其为人黑色，面不平大头，廉颐，小肩，大腹，动手足，发行摇身，下尻长，背延延然，不敬畏，善欺绐人，戮死。能秋冬不能春夏，春夏感而病生，足少阴汗汗[2]然。

【注释】

[1] 核核：明白透彻。一说为"赫赫"之音转，意为阳热，象征火气。

[2] 汗汗：濡润貌。一作"汙汙"，即污污，卑下、不廉洁之意。

　　形体与性情禀承木性的人,属于木音中的上角,像东方的苍帝一样,他们的皮肤呈青色,头小面长,肩背宽大,身躯挺直,手脚小,有才华,好用心机,体力不强,常困扰于事务困扰。耐春夏不耐秋冬,秋冬季节容易感受病邪而发生疾病。这一类型的人属于足厥阴肝经,他们的性格修美而稳重,禀受木气最全。

　　形体与性情禀承火性的人,属于火音中的上徵,好像南方的赤帝,皮肤色红,肩背肌肉丰满,脸瘦头小,肩背腰腹及两腿发育匀称,手足小,行走急速,走路时身体摇摆,有气魄不重钱财,但信心不足,多忧虑,善于观察和分析事物,爱漂亮,性情急躁,寿命不长,多暴死。耐春夏的温暖,不耐秋冬的寒冷,秋冬容易感受外邪而生病。这一类型的人属于手少阴心经,处事明白透彻,禀受火气最全。

　　形体与性情禀承土性的人,属于土音中的上宫,好像中央的黄帝,这类人黄色皮肤,大头圆脸,肩背丰满而健美,腰腹壮大,两腿健壮,手足小,肌肉丰满,身体各部发育匀称,步态轻盈而又稳健,性情安稳,沉着冷静,不骄不躁,助人为乐,不争逐权势,善于团结人。能耐秋冬的寒凉,不能耐春夏的温热,春夏容易感受外邪而生病。这一类型的人属于足太阴脾经,诚恳忠厚,禀受土气最全。

　　形体与性情禀承金性的人,属于金音中的上商,好比西方的白帝,皮肤白皙,头小方脸,肩背小,腹小,手足小,足跟部骨骼显露,行步轻快,禀性廉洁,性急,平常沉静,行动迅猛,强悍异常,具有领导才能,善于判断。能耐受秋冬的寒凉,不能耐受春夏的温热,春夏易感受邪气而患病。这一类型的人属手太阴肺经,遇事果断,禀受金气最全。

　　形体与性情禀承水性的人,属于水音中的上羽,就像北方的黑帝,皮肤黑,颜面凹凸不平,头颅大,脸庞宽广,肩小腹大,手足喜动,走路时身体摇摆晃动,腰背及臀尾部较长,对人的态度既不恭敬又不畏惧,善于欺诈,常因作恶而被杀身丧命。耐秋冬的寒冷,不耐春夏的温热,春夏季节容易感受邪气而发病。这一类型的人属于足少阴肾经,性格卑劣,禀受水气最全。

【按语】

　　本段阐明五行之人的形体及性格特点。

凡年忌下上之人，大忌常加九岁。七岁，十六岁、二十五岁、三十四岁、四十三岁、五十二岁、六十一岁，皆人之大忌，不可不自安也，感则病行，失则忧矣。当此之时，无为奸事，是谓年忌。

【白话解】

一般人的年忌，从七岁这一年开始，以后在此基数上递加九年，即十六岁、二十五岁、三十四岁、四十三岁、五十二岁、六十一岁，这些年龄，都是大忌之年。一定要注意调摄精神和善护形体，否则容易感受病邪而发病。若发病后疏于及时治疗，便会有生命危险。所以，在上述年龄时，要谨慎保养，预防疾病的发生，更不要做那些危害身心健康的事情，以免损伤精神和身体，以上讲的就是年忌。

【按语】

本段阐明年忌的计算方法。

【原文】

足阳明之上，血气盛则髯美长；血少气多则髯短；故气少血多则髯少；血气皆少则无髯，两吻多画。足阳明之下，血气盛则下毛美长至胸；血多气少则下毛美短至脐，行则善高举足，足指少肉，足善寒；血少气多则肉而善瘃；血气皆少则无毛，有则稀枯悴，善痿厥足痹。

足少阳之上,气血盛则通髯美长;血多气少则通髯美短;血少气多则少髯;血气皆少则无髯,感于寒湿则善痹,骨痛爪枯也。足少阳之下,血气盛则胫毛美长,外踝肥;血多气少则胫毛美短,外踝皮坚而厚;血少气多则胻毛少,外踝皮薄而软;血气皆少则无毛,外踝瘦无肉。

足太阳之上,血气盛则美眉,眉有毫毛;血多气少则恶眉,面多小理;血少气多则面多肉;血气和则美色。足太阳之下,血气盛则跟肉满,踵坚;气少血多则瘦,跟空;血气皆少则喜转筋,踵下痛。

手阳明之上,血气盛则髭美;血少气多则髭恶;血气皆少则无髭。手阳明之下,血气盛则腋下毛美,手鱼肉以温;气血皆少则手瘦以寒。

手少阳之上,血气盛则眉美以长,耳色美;血气皆少则耳焦恶色。手少阳之下,血气盛则手卷多肉以温;血气皆少则寒以瘦;气少血多则瘦以多脉。

手太阳之上,血气盛则有多须,面多肉以平;血气皆少则面瘦恶色。手太阳之下,血气盛则掌肉充满;血气皆少则掌瘦以寒。

## 【白话解】

循行于人体上部的足阳明经脉,如果气血充盛,面颊两侧的胡须长而美;血少气多,面颊部的胡须就短;气少血多,面颊部的胡须就稀少;血气均少则两颊部完全没有胡须、口角两旁的纹理很多。循行于人体下部的足阳明经脉,如果气血充盛,下部的阴毛美而长,甚至可上至胸部;血多气少则下部的阴毛虽美,但较短,可上至脐部,走路的时候喜欢高抬脚,足趾的肌肉较少,足部常觉寒冷;血少气多则皮肉容易生冻疮;血气均不足,阴毛不生,即便有也很稀少且显枯槁,这种人易患痿、厥、痹等病。

循行于人体上部的足少阳经脉,如果气血旺盛,面颊两侧的胡须连鬓而生,美而长;如果血多气少,两颊胡须连鬓,虽美但较短小;血少气多则胡须少;血气都不足则不生胡须,感受寒邪湿气容易患痹证、骨痛、爪甲干枯等疾病。循行于下部的足少阳经脉,若气血充盛,则腿胫部的毛美而长,外踝附近的肌肉丰满；如果血多气少则腿胫部的汗毛虽美但较短，外踝周围皮肤坚而厚；若血少气多则腿胫部的毛少，外踝周围皮薄而软；血气都少则汗毛不生，外踝处消瘦而没有肌肉。

循行于上部的足太阳经脉，若气血充盛，则眉毛清秀而长，眉毛中可见长的毫毛；如果血多气少，则眉毛枯槁，脸面部多见细小的皱纹；血少气多，面部的肌肉就丰满，气血调和则颜面秀丽；循行于下部的足太阳经脉，若气血充盛，则足跟部肌肉丰满而坚实；如果气少血多则足跟部肌肉消瘦；气血均少者，容易发生转筋、足跟痛等症。

手阳明经脉的上部气血充盛，则唇上胡须秀美；若血少气多，则唇上胡须稀疏无华；血气都少则不生胡须；手阳明经脉的下部气血充盛，腋毛秀美，手部的肌肉经常是温暖的；若气血都不足，则手部肌肉消瘦而且寒凉。

手少阳经脉的上部气血充盛，则眉毛美好而长，耳部的色泽明润；气血均不足则耳部焦枯无华。手少阳经脉的下部气血充盛，则手部的肌肉丰满，并且常觉温暖；气血均不足，则手部肌肉消瘦并且寒凉；气少血多则手部肌肉消瘦，并且络脉多浮显而易见。

手太阳经脉的上部血气充盛，唇下多胡须，面部丰满；血气少则面部消瘦无光泽。手太阳经脉的下部气血充盛，则掌上肌肉充实而丰满；气血少则掌部肌肉消瘦而寒凉。


【 按语 】

本段讨论经脉气血盛衰不同，不同部位的生理特征也有差异，以及通过这些特征诊察脏腑气血的内在变化。

# 五音五味第六十五（节选）

【原文】

　　黄帝曰：妇人无须者，无血气乎？岐伯曰：冲脉、任脉皆起于胞中，上循脊里，为经络之海。其浮而外者，循腹上行，会于咽喉，别而络唇口。血气盛则充肤热肉，血独盛则澹渗皮肤，生毫毛。今妇人之生，有余于气，不足于血，以其数脱血[1]也，冲任之脉，不荣口唇，故须不生焉。

　　黄帝曰：士人有伤于阴，阴气绝而不起，阴不用，然其须不去，其故何也？宦者独去何也？愿闻其故。岐伯曰：宦者去其宗筋，伤其冲脉，血泻不复，皮肤内结，唇口不荣，故须不生。

　　黄帝曰：其有天宦[2]者，未尝被伤，不脱于血，然其须不生，其故何也？岐伯曰：此天之所不足也，其任冲不盛，宗筋不成，有气无血，唇口不荣，故须不生。

　　是故圣人视其颜色，黄赤者多热气，青白者少热气，黑色者多血少气。美眉者太阳多血，通髯极须者少阳多血，美须者阳明多血，此其时然也。夫人之常数，太阳常多血少气，少阳常多气少血，阳明常多血多气，厥阴常多气少血，少阴常多血少气，太阴常多血少气，此天之常数也。

【注释】

　　[1] 脱血：妇女每月行经。

　　[2] 天宦：先天生殖器发育不全的人。

**【白话解】**

　　黄帝问：女性不长胡须，是没有血气吗？岐伯回答说：冲脉和任脉都起于胞中，沿脊背里侧循行，是经脉和络脉气血汇聚的场所。其中循行在外部表浅部位者，沿腹部上行，在咽喉部交会，其中的一个分支，别出咽喉，环绕口唇。血气充盛则肌肤得到温煦和濡养而肌肉丰满，皮肤润泽。只有营血旺盛且渗灌到皮肤中，毫毛才会生长。但是，女性的生理特点是气有余而血不足，因为每月都有经血排出体外，冲任之脉的血气，不足以营养口唇周围，所以女性不长胡须。

　　黄帝又问：男性中有人损伤了生殖器，造成阳痿而不能勃起，丧失了性功能，但他的胡须还在继续生长，而宦官的胡须因受阉割便不再生长，这又是什么原因呢？岐伯回答说：宦官受阉割是将睾丸切除，伤及冲脉，使冲脉之血外泄，伤口愈合后皮肤干结，血液外泄不能恢复。口唇周围得不到血液荣养，所以不再生胡须。

　　黄帝问：有人是天阉，宗筋没受外伤，也不像女性那样定期排出月经，但是也不长胡须，这是什么原因呢？岐伯回答说：这属于先天性生理缺陷，这类人冲脉和任脉都不充盛，阴茎和睾丸发育也不健全，虽有气，但血不足，不能上行滋养口唇四周，所以也不能生长胡须。

　　高明的医生通过观察容颜和气色的变化，就知道体内气血的盛衰。如色黄赤，便知体内气血有热。色青白，就是气血有寒。色黑为多血少气。眉目清秀是太阳经多血，须髯很长是少阳经多血，胡须漂亮是阳明经多血，这与不同时令的物候特征同理相通。人体内各经脉气血的一般情况是太阳经通常多血少气，少阳经一般是多气少血，阳明经多血多气，厥阴经多气少血，少阴经多血少气，太阴经也常是多血少气。这是人体气血的正常生理规律。

**【按语】**

　　本段讨论须眉及面色与人体经脉气血的关系，可以通过观察这些体征了解人的禀赋情况。

# 百病始生第六十六（节选）

　　黄帝问于岐伯曰：夫百病之始生也，皆生于风雨寒暑，清湿[1]喜怒。喜怒不节则伤脏，风雨则伤上，清湿则伤下，三部之气[2]，所伤异类，愿闻其会。岐伯曰：三部之气各不同，或起于阴，或起于阳[3]，请言其方。喜怒不节则伤脏，脏伤则病起于阴也；清湿袭虚，则病起于下；风雨袭虚，则病起于上，是谓三部。至于其淫泆，不可胜数。

　　风雨寒热不得虚，邪不能独伤人。卒然逢疾风暴雨而不病者，盖无虚，故邪不能独伤人。此必因虚邪之风，与其身形，两虚相得，乃客其形。两实相逢，众人肉坚。其中于虚邪也，因于天时，与其身形，参以虚实，大病乃成。气有定舍，因处为名，上下中外，分为三员。

【注释】

　　[1] 清湿：寒湿，指地之水湿邪气。

　　[2] 三部之气：即伤于肌表上部的风雨，伤于肌表下部的寒湿，伤于五脏的喜怒之邪气。

　　[3] 阴、阳：指发病部位。阴，即里，体内。阳，即外，体表。

【白话解】

　　黄帝问岐伯：各种疾病的发生，都是由于风、雨、寒、暑、阴冷、潮湿等邪气侵袭和喜怒等情志所伤而导致。喜怒没有节制，会损伤内脏；风雨之邪，伤及人体上部；寒湿之邪，伤及人体的下部。三部之气，伤害人体的部位各不相同，我想听听其中的道理。岐伯回答说：三部之气性质不同,故邪气伤人,有的先发生在阴分,有的先发生在阳分,让我来谈谈其中的道理。凡喜怒不节等情志失调者多伤五脏,五脏属阴,所以病发于阴;寒湿之邪容易乘虚侵袭人体的下部,所以病发于下;风雨之邪容易乘虚侵袭人体的上部,所以病发于上。因此伤于体表上部的风雨,下部的寒湿及伤于五脏的喜怒之邪气就是根据发病部位而划分的三部之气,至于邪气侵袭人体而引起的各种变化,就更加复杂,难以计数了。

风雨寒热之邪,如果没有遇上正气亏虚,一般不能单独侵害人体而致病。有人突然遭遇到狂风暴雨而不生病,是因为正气旺盛,邪气不能单独伤人而致病。所以疾病的产生,必须是人体正气亏虚,又感受了贼风邪气的侵袭,两种因素相结合,才会产生疾病。如果四时气候正常,而且人体正气充盛,皮肉坚实,就不会发生疾病。疾病的发生,取决于四时气候是否正常,以及身体素质是否强壮,即人体正气不足而邪气盛,就会发生疾病。邪气一般都根据其不同性质侵袭人体的一定部位,再根据不同的发病部位而确定其名称,从人体上、中(内)、下分为三部(代表不同邪气的致病特点)。

【按语】

本段讨论病因分类与发病部位的关系,阐明了外感病的发病原理,发病与否取决于正邪斗争的胜负,突出了正气在发病中的主导作用,对于防病养生有重要的指导意义。

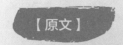

【原文】

是故虚邪之中人也,始于皮肤,皮肤缓则腠理开,开则邪从毛发入,入则抵深,深则毛发立,毛发立则淅然,故皮肤痛。留而不去,则传舍于络脉,在络之时,痛于肌肉,其痛之时息,大经乃代。留而不去,传舍于经,在经之时,洒淅喜惊。留而不去,传舍于输,在输之时,六经不通,四肢则肢节痛,腰脊乃强。留而不去,传舍于伏冲之脉,在伏冲之时,体重身痛。留而不去,传舍于肠胃,在肠胃之时,贲响腹胀,多寒则肠鸣飧泄,食不化,多热则溏出麋。留而不去,传舍于肠胃之外、募原之间,留著于脉,稽留而不去,息而成积。或著孙脉,或著络脉,或著经脉,或著输脉,或著于伏冲之脉,或著于脊筋,或著于肠胃之募原,上连于缓筋,邪气淫泆,不可胜论。

【白话解】

　　邪气侵害人体,首先侵犯皮肤,使皮肤弛缓,腠理开泄,腠理开泄则邪气从毛孔而入,并渐至深部,遂使毛发竖起,寒栗,皮肤疼痛。若邪气留而不除,就会传入络脉,邪气留止络脉时,就会使肌肉酸痛。若疼痛时作时止,是邪气将由络脉传到经脉,经脉代受邪害。邪气滞留不除,就会传入于经脉,邪气留止经脉时,常寒栗恶寒,易惊。邪气滞留不除,就会传入输脉,邪气留止输脉时,六经之气郁滞不通,四肢关节疼痛,腰脊不能屈伸。邪气滞留不除,就会传入伏冲之脉,邪气留止伏冲之脉时,则见体重身痛之症。邪气滞留不除,进一步传入于肠胃,邪气留止肠胃,则见肠鸣腹胀之症,若寒邪盛则肠鸣、泄泻,进食不能消化;热邪盛则便溏、泻痢。邪气再滞留不除,就会传入肠胃外的脂膜之间,留着于募原脉络之中,邪气滞留,就会与气血相互凝结,结聚形成积块。总之,邪气侵入人体后,或留着于孙络,或留着于络脉,或留着于经脉,或留着于输脉,或留着于伏冲之脉,或留着于脊膂之筋,或留着于肠胃之募原,或留着于腹内之筋,邪气浸淫泛滥,难以尽述。

【按语】

　　本段阐述外感病的一般传变规律。

忧思伤心；重寒伤肺；忿怒伤肝；醉以入房，汗出当风伤脾；用力过度，若入房汗出浴，则伤肾。

【白话解】

愁思忧虑过度则伤害心脏；形体受寒，再加饮食生冷，两寒相合伤害肺脏；忿恨恼怒过度则伤害肝脏；酒醉后行房事，汗出复又当风，则伤害脾脏；用力过度，或房事后汗出洗浴，则伤害肾脏。

【按语】

本段讨论不同病因损伤五脏的情况。

# 忧恚无言第六十九（节选）

人之卒然忧恚而言无音者,何道之塞,何气不行,使音不彰?

咽喉者,水谷之道也。喉咙者,气之所以上下者也。会厌者,音声之户也。口唇者,音声之扇也。舌者,音声之机也。悬雍垂者,音声之关也。颃颡[1]者,分气之所泄也。横骨者,神气所使,主发舌者也。故人之鼻洞涕出不收者,颃颡不开,分气失也。是故厌小而薄,则发气疾,其开阖利,其出气易;其厌大而厚,则开阖难,其气出迟,故重言[2]也。人卒然无音者,寒气客于厌,则厌不能发,发不能下,至其开阖不利,故无音。

【注释】

[1] 颃颡:后鼻道。

[2] 重言:言语不利,俗称口吃之类。

【白话解】

有人由于突然的情感刺激,如忧郁或愤怒,导致开口说话却不能发出声音,是体内哪条经脉阻塞,还是哪种气机障碍导致的呢?

咽是受纳水谷的通道。喉下通于肺,是气息呼吸出入的道路。会厌在咽和喉之间,是声音发出的门户。口唇好像开启言语音声的门扇。舌是言语音声的枢机。悬雍垂是发音成声的关键。颃颡又称后鼻道,是声音气流由此分出口鼻的地方。横骨受神志支配,控制舌体的运动。所以,鼻涕外流,后鼻窍闭塞不通,分气失职,可见鼻塞声重。会厌薄而小的人一般呼吸畅快,开合流利,所以语言流畅;若会厌厚大,开合不利,气体出入迟缓,说话就会滞涩不畅或者口吃。人突然失音,是因为会厌感受了风寒之邪,气道不利,会厌启闭失权,气机不畅,发声器官功能失调所导致。

【按语】

本段阐述情志失常导致失音的机制。

# 邪客第七十一（节选）

【原文】

　　夫邪气之客人也，或令人目不瞑者，何气使然？伯高曰：五谷入于胃也，其糟粕、津液、宗气分为三隧，故宗气积于胸中，出于喉咙，以贯心脉，而行呼吸焉。营气者，泌其津液，注之于脉，化以为血，以荣四末，内注五脏六腑，以应刻数焉。卫气者，出其悍气之慓疾，而先行于四末分肉皮肤之间，而不休者也。昼日行于阳，夜行于阴，常从足少阴之分间行于五脏六腑。今厥气客于五脏六腑，则卫气独卫其外，行于阳不得入于阴，行于阳则阳气盛，阳气盛则阳跷满，不得入于阴，阴虚故目不瞑。

　　治之奈何？伯高曰：补其不足，泻其有余，调其虚实，以通其道而去其邪。饮以半夏汤一剂，阴阳已通，其卧立至。

　　此所谓决渎壅塞，经络大通，阴阳和得者也，愿闻其方。伯高曰：其汤方：以流水千里以外者八升，扬之万遍，取其清五升煮之，炊以苇薪，火沸，置秫米一升，治半夏五合，徐炊，令竭为一升半，去其滓，饮汁一小杯，日三，稍益，以知为度。故其病新发者，覆杯则卧，汗出则已矣；久者，三饮而已也。

【白话解】

　　邪气侵入人体，有时导致失眠，与哪种气的变化有关？伯高回答说：饮食物进入胃中，化生的糟粕、津液、宗气，可分为三条道路。宗气积聚在胸中，出于喉咙，以贯通心肺，推动呼吸。营气分泌津液，渗注于脉中，化为血液,外以营养四肢,内则流注脏腑,昼夜在体内环行五十周次,与昼夜百刻之数相应。卫气是水谷所化的悍气,性质慓疾滑利,运行在四肢分肉皮肤之间而不停歇,白天运行在体表阳分,夜间运行在五脏阴分,从足少阴肾经的分间开始,以次行于五脏六腑。邪气侵入五脏六腑,使卫气只能护卫于肌表阳分,运行于阳分,而不能进入阴分。卫气行于阳分,则阳气亢盛,阳气亢盛就会使阳跷脉气充满;卫气不能入于阴分,则阴气虚,所以不能合目而眠。

怎样治疗呢？伯高回答说:补其阴气的不足,泻其阳气的有余,调理阴阳虚实的偏差,以使卫气运行的道路畅通,而祛除其邪气,再服半夏汤一剂,使阴阳之气通调,便可立即入睡。

这就是疏通壅塞,使经络畅通,阴阳调和的治疗方法。我想听一听半夏汤方的情况。伯高回答说:半夏汤方,是用千里长流水八升,扬起搅动一万遍,待水澄清后,取清水五升,用芦苇作燃料煎煮,等水滚沸,放入秫米一升及制半夏五合,继续以慢火煎煮,使药汤浓缩到一升半时,去掉药渣,每次饮服一小杯,每天服三次,根据情况可逐次加量,以见效为度。如果病是初起的,服药后很快就可入睡,汗出以后,病就好了;病程较久的,服三剂后也可痊愈。

【按语】

本段揭示卫气与睡眠的关系,失眠的治疗原则及方药。

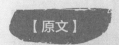【原文】

天圆地方,人头圆足方以应之。天有日月,人有两目。地有九州,人有九窍。天有风雨,人有喜怒。天有雷电,人有音声。天有四时,人有四肢。天有五音,人有五脏。天有六律,人有六腑。天有冬

夏,人有寒热。天有十日,人有手十指。辰有十二,人有足十指、茎、垂以应之,女子不足二节,以抱人形。天有阴阳,人有夫妻。岁有三百六十五日,人有三百六十节。地有高山,人有肩膝。地有深谷,人有腋腘。地有十二经水,人有十二经脉。地有泉脉,人有卫气。地有草蓂,人有毫毛。天有昼夜,人有卧起。天有列星,人有牙齿。地有小山,人有小节。地有山石,人有高骨。地有林木,人有募筋。地有聚邑,人有腘肉。岁有十二月,人有十二节。地有四时不生草,人有无子。此人与天地相应者也。

## 【白话解】

　　天是圆形的,地是方形的,人体头颅呈圆形以顺应天,足呈方形以顺应地。天上有太阳和月亮,人有一双眼睛。地上有九州,人有九个孔窍。天有风雨阴晴的气候变化,人有喜怒哀乐的情志活动。天有电闪雷鸣,人能发出声音。天有四季,人有四肢。天五音,人有五脏。天有六律,人有六腑。天有冬夏的变迁,人有寒热不同的表现。天有十干,人手有十指。地有十二支,人足有十趾和阴茎、睾丸,女子不足十二数所以能够孕育人形。天有阴阳相交感,人有夫妻相配偶。一年有三百六十五天,人有三百六十五个骨骼。地有高山,人有膝肩。地有深谷,人有腋窝和腿窝。地上有十二条大的河流,人体有十二条主要经脉。地下有泉水流动,人体有卫气运行。地上有杂草丛生,人身有毫毛相应。天有昼夜交替,人有起卧更迭。天有列星,人有牙齿。地上有小山丘,人体有小关节。地有山石,人有高骨。地面上有树木成林,人体内有筋膜密布。地上有城镇,人体有隆起的肌肉。一年有十二个月,人体四肢有十二个关节。大地有四季草木不生的荒地,也有终生不能生育子女之人,这些都是人体与自然界相应的现象。

## 【按语】

　　本段运用取象比类的方法讨论了天人相应的观点。

# 通天第七十二（节选）

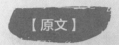
有太阴之人，少阴之人，太阳之人，少阳之人，阴阳和平之人。凡五人者，其态不同，其筋骨气血各不等。

太阴之人，贪而不仁，下齐湛湛，好内而恶出，心抑而不发，不务于时，动而后之，此太阴之人也。

少阴之人，小贪而贼心，见人有亡，常若有得，好伤好害，见人有荣，乃反愠怒，心疾而无恩，此少阴之人也。

太阳之人，居处于于，好言大事，无能而虚说，志发于四野，举措不顾是非，为事如常自用，事虽败而常无悔，此太阳之人也。

少阳之人，谍谛好自贵，有小小官，则高自宣，好为外交而不内附，此少阳之人也。

阴阳和平之人，居处安静，无为惧惧，无为欣欣，婉然从物，或与不争，与时变化，尊则谦谦，谭而不治，是谓至治。古之善用针艾者，视人五态乃治之，盛者泻之，虚者补之。

【白话解】

按阴阳类型划分，人可分为太阴、少阴、太阳、少阳、阴阳和平五种类型。他们的形态不同，筋骨强弱，气血盛衰也各不相同。

太阴类的人，内心贪婪而不仁义，表面谦卑而内心险恶，好得而恶失，喜怒不形于色，不识时务，只知利己，行动上惯用后发制人的手段，这是太阴之人的特征。

少阴型的人，喜欢贪图小利，暗藏贼心，看到别人有损失，好像自己受益而幸灾乐祸,好伤害别人,看到别人有了荣誉,自己就感到愤怒,心怀忌恨而从不感恩报德,这就是少阴类型人的特征。

太阳类型的人,平时处处好表现自己,洋洋自得,喜欢讲大话,却没有能力去做,好高骛远,做事不顾后果,而自以为是,即使事情失败了也不后悔,这就是太阳类型人的特征。

少阳类型的人,做事精细审慎,自尊虚荣,有点小官职便沾沾自喜,好自我宣扬,善于对外交际,不愿默默无闻地埋头工作,这就是少阳类型人的特征。

阴阳和平的人,心中坦荡而不患得患失,清心寡欲而不过分欣喜,顺从事物发展的规律,不计较个人的得失,善于适应环境的变化,地位虽高却很谦虚,常以理服人而不采用压制的手段整治别人,具有良好的组织管理才能,这是阴阳和平类型人的特征。古代善于运用针刺艾灸的人,观察人的五类形态然后治疗,强壮的用泻法,虚弱的用补法。

【按语】

本段按阴阳属性划分五态人,并阐述了各自的性格特点。

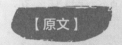

黄帝曰:夫五态之人者,相与毋故,卒然新会,未知其行也,何以别之?少师答曰:众人之属,不如五态之人者,故五五二十五人,而五态之人不与焉。五态之人,尤不合于众者也。

太阴之人,其状黮黮然黑色,念然下意,临临然长大,䐃然未偻,此太阴之人也。

少阴之人,其状清然窃然,固以阴贼,立而躁崄,行而似伏,此少阴之人也。

太阳之人，其状轩轩储储，反身折腘，此太阳之人也。

少阳之人，其状立则好仰，行则好摇，其两臂两肘则常出于背，此少阳之人也。

阴阳和平之人，其状委委然，随随然，颙颙然，愉愉然，暶暶然，豆豆然，众人皆曰君子，此阴阳和平之人也。

## 【白话解】

黄帝问：上述五种类型的人，若素不相识，就算见面，也不了解他的品行，凭什么进行辨别呢？少师回答说：一般人不具备这五种类型的特征，所以"阴阳二十五人"不包括在这五种类型的人之中。因为五态之人是和一般人不同，是比较典型的五种类型。

太阴之人，面色阴沉黑黯，装作谦虚，身体虽高大，却卑躬屈膝，点头哈腰，故作姿态。这就是太阴这一类人。

少阴之人，外貌状似清高，但行动鬼祟，深藏害人之心，站立时躁动不安，走路时向前俯身。这就是少阴这一类人。

太阳之人，昂首挺胸，挺膝腆腹，洋洋自得，显得高傲自负，妄自尊大。这就是太阳这一类人。

少阳之人，在站立时习惯于把头高昂，行走时喜欢摇摆身体，常常双手反于背后。这就是少阴这一类人。

阴阳平和的人，外貌从容稳重，举止大方，性格温和，善于适应环境，态度严肃，品行端正，待人和蔼，目光慈祥，作风光明磊落，举止适度，处事有条理，大家称为有德行的人。

## 【按语】

本段说明阴阳五态人体态和行为表现上的特征。

# 官能第七十三（节选）

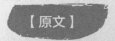

**【原文】**

用针之服[1]，必有法则，上视天光，下司八正，以辟奇邪，而观百姓，审于虚实，无犯其邪。是得天之露，遇岁之虚，救而不胜，反受其殃。故曰：必知天忌，乃言针意。法于往古，验于来今，观于窈冥，通于无穷，粗之所不见，良工之所贵，莫知其形，若神髣髴。

**【注释】**

[1] 服：学习。

**【白话解】**

学习针刺方法治疗疾病，必须遵循一定的原则，首先应该了解自然界的各种现象，在上观察日月星辰的运行规律，在下结合四时节气的气候变化，以避免剧烈邪气的侵袭。更重要的是把这些预防疾病的常识告诉百姓们，让他们了解邪气对人体的影响，及时加以预防，以免受邪气侵袭而发病。假若受到与时令不符的风雨邪气的侵袭，或是在气运不足的年份未加以防范，而医生又不了解这些自然变化，不能及时治疗，病人就会遭受祸殃。所以必须懂得天时的顺逆宜忌，才可以谈针刺的重要意义。要取法古人的经验，并在当前的临床实践中验证，必须仔细观察那些玄渺难见的形迹才可以通达变化无穷的疾病。技术低劣的医生不会注意这些内容，而高明的医生却十分珍视它。如果不善于诊察这些微小的形迹变化，那么疾病就显得神秘莫测，难以把握。

本段说明学习针灸,必须上知天文,下知地理,还要通晓医学知识,理论联系实际。

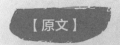

邪气之中人也,洒淅动形。正邪[1]之中人也微,先见于色,不知于其身,若有若无,若亡若存,有形无形,莫知其情。是故上工之取气,乃救其萌芽;下工守其已成,因败其形。

【注释】
[1]正邪:劳动汗出后,腠理开泄,偶尔遭受的风邪。

【白话解】
邪气侵犯人体,可导致恶寒战栗。劳动汗出,偶感风邪,面色有轻微的改变,身体没有明显的异常,邪气似有似无,若亡若存,症状也不明显,一般不易察觉,因而不能知道确切的病情。所以技术高明的医生是根据脉气的微小变化,在疾病处于萌芽状态时就进行治疗。技术低劣的医生没有掌握这种方法,只能等到疾病形成后,才进行救治,这样无疑没有好的疗效。

【按语】
本段提出上工治未病,救其萌芽。寓有"治未病"思想。

# 论疾诊尺第七十四（节选）

四时之变，寒暑之胜，重阴必阳，重阳必阴，故阴主寒，阳主热，故寒甚则热，热甚则寒，故曰寒生热，热生寒。此阴阳之变也。故曰：冬伤于寒，春生瘅热；春伤于风，夏生后泄肠澼；夏伤于暑，秋生痎疟；秋伤于湿，冬生咳嗽。是谓四时之序也。

【白话解】

一年四季的气候变化，暑往寒来，更替变迁。阴盛到极点转变为阳，阳盛到极点转为阴。阴主寒，阳主热，寒冷到极点就会变热，热到极点就会变冷，因此说寒极则生热，热极则生寒，这就是天地间阴阳相互消长转化的道理。所以，冬天感受了寒邪，不即刻发病，隐潜于人体内部形成伏邪，到春天就会形成温热病；春天感受风邪，不即刻发病，到了夏天就会发生腹泻、痢疾之类的疾病；夏天感受暑邪，不即刻发病，到了秋天就会发生疟疾；秋天感受湿邪而潜伏体内，冬天就会发生咳嗽病。这是由于四季气候不同，依春、夏、秋、冬的时序特点而发生的各种疾病。

【按语】

本段讨论四季易发疾病。

# 九宫八风第七十七（节选）

谨候虚风而避之，故圣人日避虚邪之道，如避矢石然，邪弗能害，此之谓也。

【白话解】

平时应注意异常的气候变化，避开它以预防被侵犯，所以懂得养生之道的人，能够像躲避箭矢和礌石一样防避四时不正之气，使外邪不致于内侵，保证机体健康，就是这个道理。

【按语】

本段教导人们谨防外邪侵犯。

# 九针论第七十八（节选）

五脏气：心主噫，肺主咳，肝主语，脾主吞，肾主欠。六腑气：胆为怒，胃为气逆哕，大肠小肠为泄，膀胱不约为遗溺，下焦溢为水。

五味：酸入肝，辛入肺，苦入心，甘入脾，咸入肾，淡入胃，是谓五味。

五并：精气并肝则忧，并心则喜，并肺则悲，并肾则恐，并脾则畏，是谓五精之气并于脏也。

五恶：肝恶风，心恶热，肺恶寒，肾恶燥，脾恶湿，此五脏气所恶也。

五液：心主汗，肝主泣，肺主涕，肾主唾，脾主涎，此五液所出也。

五劳：久视伤血，久卧伤气，久坐伤肉，久立伤骨，久行伤筋，此五久劳所病也。

五走：酸走筋，辛走气，苦走血，咸走骨，甘走肉，是谓五走也。

五裁：病在筋无食酸，病在气无食辛，病在骨无食咸，病在血无食苦，病在肉无食甘。口嗜而欲食之，不可多也，必自裁也，命曰五裁。

【白话解】

五脏气机失调，各有所主的相应病证。心气不舒，可致噫气；肺气不利，可致咳嗽；肝气郁结，可致多语；脾气不和，可致吞酸；肾气衰惫，可致呵欠频作。六腑之气失调，各有所主的病证，胆气郁而不舒，容易发怒；胃气上逆则为呕吐呃逆；小肠不能泌别清浊，大肠传导失常，则形成泄泻；膀胱气虚而不能约束，则出现遗尿；下焦不通，水液泛溢，则为水肿。

饮食五味入胃后,按其属性各归所合的脏腑。酸味属木入于肝,辛味属金入于肺,苦味属火入于心,甘味属土入于脾,咸味属水入于肾,这就是五味各自所入的脏腑。

五脏精气并聚在一脏的病证。精气并入于肝,则肝气抑郁,导致忧虑;并入于心,则心气有余而喜笑无常;并入于肺,则肺气郁结,导致悲哀不止;并入于肾,则水盛火衰,心悸易恐;并入于脾,使脾盛而胆虚,胆怯畏惧,这就是五脏精气并于一脏所发生的各种病证。

五脏按其不同的性能,各有所厌恶。肝主筋,风能引起筋的拘急,所以厌恶风;心主血脉,高热能伤血脉,所以厌恶热;肺主气,寒则气滞不宣,所以厌恶寒;肾属水,其性喜润,所以厌恶燥;脾属土,其性喜燥,所以厌恶湿,这就是五脏有所厌恶的具体表现。

五脏各有所化生的水液。心主化生汗液,肝主化生泪液,肺主化生涕液,肾主化生唾液,脾主化生涎液,这就是五液的出处。

五种疲劳过度所致的损伤。久视则伤血,久卧则伤气,久坐则伤肌肉,久立则伤骨,久行则伤筋,这就是五种长期疲劳对人体损伤的具体情况。

五味归于五脏,按其属性,各有一定的走向。酸味入肝,肝主筋,故酸走筋;辛味入肺,肺主气,故辛走气;苦味入心,心主血,故苦走血;咸味入肾,肾主骨,所以咸走骨;甘味入脾,脾主肌肉,所以甘走肉,这就是五味走向各部的具体情况。

节制饮食的五种情况。酸性收敛,筋脉喜柔软而不喜收敛,所以筋病不宜多食酸味;辛味发散,气机宜聚敛不喜发散,所以气病不宜多食辛味;咸能软坚,骨骼宜坚不喜软,所以骨病不宜多食咸味;苦味主燥,血不喜燥,所以血病不宜多食苦味;甘味壅滞,肌肉不喜壅滞,所以肌肉病变不宜多食甘味。即使是自己最爱吃的东西,也不能吃得过多,必须加以节制,适可而止,这就是节制饮食五味的具体情况。

【按语】

本段阐明五脏的生理功能,发生病变的特点,与五味的关系等。

# 岁露论第七十九（节选）

黄帝问于少师曰：余闻四时八风之中人也，故有寒暑，寒则皮肤急而腠理闭，暑则皮肤缓而腠理开，贼风邪气因得以入乎？将必须八正虚邪乃能伤人乎？少师答曰：不然。贼风邪气之中人也，不得以时，然必因其开也其入深，其内极病，其病人也卒暴；因其闭也其入浅以留，其病也徐以迟。

黄帝曰：有寒温和适，腠理不开，然有卒病者，其故何也？少师答曰：帝弗知邪入乎？虽平居，其腠理开闭缓急，其故常有时也。黄帝曰：可得闻乎？少师曰：人与天地相参也，与日月相应也。故月满则海水西盛，人血气积，肌肉充，皮肤致，毛发坚，腠理郄，烟垢著，当是之时，虽遇贼风，其入浅不深。至其月郭空，则海水东盛，人气血虚，其卫气去，形独居，肌肉减，皮肤纵，腠理开，毛发残，膲理薄，烟垢落，当是之时，遇贼风则其入深，其病人也卒暴。

【白话解】

黄帝问少师：我听说四时八风伤害人体，有寒暑气候的区别。寒冷时，人的皮肤紧束，腠理闭合；暑热时，人的皮肤弛缓，腠理开泄。在这种情况下，外邪是乘人体腠理开泄而入侵，还是必须遇到反常的气候才会侵犯人体呢？少师回答说：贼风邪气侵害人体，并没有固定的时间，但必须是在人体毛孔开泄时，才会乘虚而入，如果这时人体内部精亏气虚，卫表不固，邪气就容易深陷，而且病情严重，发病急。如果毛孔闭合，即使邪气侵入,因卫表固密,邪气也只能逗留在表浅部位,病势就会较轻,发病也比较迟缓。

　　黄帝说:有时气候寒温也适度,人本身也能恰当地调节衣着,人体腠理并没有开泄,然而也有突然发病的,原因是什么呢? 少师回答说:你不知道邪气侵入的原因吗? 人们虽然处在正常的生活中,但腠理的开闭缓急,也是有内在的原因和一定的时间。黄帝说:可以听你谈谈吗? 少师说:人与天地自然变化密切相关,日月运行盈亏也会对人体产生影响。所以,当月亮满圆的时候,海水向西涌盛形成大潮。此时人体气血也相应地充盛,肌肉坚实,皮肤致密,毛发坚韧,腠理闭合,皮肤润泽固密,即使遇到贼风邪气的侵入,也只停留在表浅部位。如果到了月亮亏缺的时候,海水向东涌盛形成大潮,这时人体气血相应虚弱,体表卫气衰退,外形虽然如常,但肌肉消减,皮肤弛缓,腠理开泄,毛发残脆,肉理疏薄,皮肤纹理粗疏而表虚不固,在这个时候,若遇到贼风邪气的侵袭,就容易深陷入里,发病也急暴。

**【按语】**

　　本段说明外邪入侵与人体正气,及月亮圆缺的时间节律有关。

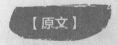

　　黄帝曰:其有卒然暴死暴病者何也? 少师答曰:得三虚者,其死暴疾也;得三实者,邪不能伤人也。黄帝曰:愿闻三虚。少师曰:乘年之衰,逢月之空,失时之和,因为贼风所伤,是谓三虚。故论不知三虚,工反为粗。帝曰:愿闻三实。少师曰:逢年之盛,遇月之满,得时之和,虽有贼风邪气,不能危之也,命曰三实。

【白话解】

黄帝说：有人发病急暴，有人突然死亡，这是什么原因？少师回答说：如果人体质本来就虚弱，又碰上三虚的时候，内外相因，就可能暴病暴死。如果处于三实的环境，就不致于为邪气所侵害。黄帝说：什么叫三虚？少师说：时间碰上岁运不及的虚年，又是没有月亮的日子，加上当时气候反常，此时最容易感受贼风邪气的侵袭，这种情况就称为三虚。如果不了解三虚理论，就是粗俗的医工。黄帝说：那什么是三实呢？少师说：逢岁运有余的盛年，又碰上满月的时候，气候也没有反常的情况，这时候即使有贼风邪气也不能危害人体，这就叫作三实。

【按语】

本段讨论三虚、三实与发病的关系。提示防范外邪养生的重要性。

# 大惑论第八十（节选）

五脏六腑之精气，皆上注于目而为之精。精之窠为眼，骨之精为瞳子，筋之精为黑眼，血之精为络，其窠气之精为白眼，肌肉之精为约束，裹撷筋、骨、血、气之精而与脉并为系，上属于脑，后出于项中。故邪中于项，因逢其身之虚，其入深，则随眼系以入于脑，入于脑则脑转，脑转则引目系急，目系急则目眩以转矣。邪中其精，其精所中不相比也，则精散，精散则视歧，视歧见两物。目者，五脏六腑之精也，营卫魂魄之所常营也，神气之所生也。故神劳则魂魄散，志意乱，是故瞳子、黑眼法于阴，白眼、赤脉法于阳也。故阴阳合传而精明也。目者，心之使也。心者，神之舍也。故神分精乱而不转，卒然见非常处，精神魂魄，散不相得，故曰惑也。

【白话解】

五脏六腑的精气，向上输注到眼部，可以产生精明视物的作用。脏腑精气汇聚在眼窝，便形成眼睛。其中肾的精气充养瞳孔，肝的精气充养角膜，心的精气充养内外眦的血脉，肺的精气充养巩膜和球结膜，脾的精气充养眼睑。脾的精气包裹着肝、肾、心、肺的精气，与脉络合并，形成视神经，向上连属于脑部，向后与项部中间相联系。如果邪气侵犯项部，乘人体虚弱而向深部发展，则沿着视神经侵入到脑。邪入于脑，便发生头晕脑转，从而引起视神经拘急而出现两目眩晕的症状。如果邪气损伤眼部的精气，使精气离散，就会出现复视，即看一件东西好像有两件一样。人的眼睛，既由脏腑精气所形成，也是营、卫、气、血、精、神、魂、魄通行和蕴藏的所在。其精明视物的功能是以神气为基础的。所以人在精神过度疲劳的时候，就会出现魂魄失守，意志散乱，眼睛迷离而无神气。眼的瞳孔部分属于肾，角膜属于肝，二者为阴脏的精气所滋养；巩膜和球结膜属肺，眼球的赤脉属心，二者依赖阳脏的精气所滋养。因此，阴脏的精气和阳脏的精气相互结合而协调，才能使眼睛具有视物清晰的功能。眼睛的视觉功能，主要受心的支配，这是因为心主藏神的缘故。如果精神散乱，阴脏的精气和阳脏的精气不能相互协调，突然看到异常的景物，就会引起心神不安，精失神迷，魂飘魄散，所以发生迷惑眩晕。

【按语】

本段阐明眼与脏腑的关系，以及眩晕发生的原因。

69